V&R

Fuat Oduncu

Hirntod und Organtransplantation

Medizinische, juristische und ethische Fragen

Mit 22 Abbildungen und 5 Tabellen

Vandenhoeck & Ruprecht
in Göttingen

Die Deutsche Bibliothek – CIP-Einheitsaufnahme

Oduncu, Fuat:
Hirntod und Organtransplantation : medizinische, juristische
und ethische Fragen / Fuat Oduncu. –
Göttingen : Vandenhoeck & Ruprecht, 1998
ISBN 3-525-45822-3

© 1998 Vandenhoeck & Ruprecht, Göttingen
Printed in Germany. – Das Werk einschließlich aller seiner Teile ist
urheberrechtlich geschützt. Jede Verwendung außerhalb der engen Grenzen
des Urheberrechtsgesetzes ist ohne Zustimmung des Verlages unzulässig und
strafbar. Das gilt insbesondere für Vervielfältigungen, Übersetzungen,
Mikroverfilmungen und die Einspeicherung und Verarbeitung in
elektronischen Systemen.
Satz: Satzspiegel, Bovenden
Druck- und Bindearbeiten: Hubert & Co., Göttingen

Inhalt

Vorwort 9

Danksagung 10

Einführung 11

Anatomie und Biologie des Gehirns 18
  Die kleinste Einheit des Nervensystems: Das Neuron ... 19
  Das periphere Nervensystem 22
  Das Zentralnervensystem 24
    1 Das Rückenmark 24
    2 Das menschliche Gehirn 24
      2.1 Der Hirnstamm 25
      2.2 Das Kleinhirn 28
      2.3 Das Großhirn 30
  Gehirn und Bewußtsein 35
  Resümee 38

Der Hirntod in der Medizin 41
  Definition und Bedeutung des Hirntods 41
  Pathophysiologie der Hirntod-Entwicklung 43
  Wie wird der Hirntod festgestellt? 46
    1 Voraussetzungen 46
    2 Klinische Feststellung der fehlenden Hirnfunktionen 48

    2.1 Tiefes Koma 48
    2.2 Hirnstammareflexie 52
    2.3 Ausfall der Vitalfunktionen des Hirnstamms:
        Atem- und Herz-Kreislaufstillstand 59
  3 Ergänzende Untersuchungen zur Bestätigung des
    endgültigen Hirnfunktionsausfalls 61
    3.1 Verfahren zum Nachweis des zerebralen
        Zirkulationsstillstands 62
    3.2 Verfahren zum Nachweis erloschener bioelek-
        trischer Aktivität des Gehirns 68
  Resümee 74

Vom Hirntod zum Teilhirntod 79
  Apallisches Syndrom 82
  Hirnrindentod 83
  Hirnstammtod 84
  Locked-in-Syndrom 85
  Akinetischer Mutismus 86
  Anenzephale Neugeborene 88
  Alzheimer-Demenz 90
  Resümee 91

Hirntod als Tod oder als Phase im Sterben? 93
  Die Kritik am Hirntod-Kriterium: Sind Hirntote
    wirklich tot? 93
  Hirntod und Schwangerschaft: Das »Erlanger Baby« ... 94
  Hirntod und Hormonregulation 98
  Hirntod und spinale Reflexautomatismen 101
  Hirntod und Schmerzempfindung 102
  Resümee 104

Hirntod als »Pforte« zu neuem Leben? 107
  Organtransplantation: Möglichkeiten und Grenzen 107
    1 Die Bedeutung der Organtransplantation 108
    2 Die Übertragung von Organen und Geweben 108

   3 Gehirn-Transplantation 112
      3.1 Kopf-Verpflanzungen bei Tieren 113
      3.2 Verpflanzung von Gehirn-Gewebe beim Menschen 114
   4 Organisatorischer Ablauf einer Organtransplantation 118
   5 Organspender – Organempfänger 121
   6 Edeltraud Bauer: »Mein Leben an der Maschine« . . 124
Rechtliche Regelung der postmortalen Organentnahme . . 128
   1 Verschiedene Regelungsmodelle 129
   2 Das deutsche Transplantationsgesetz vom 1.12.1997 132
   3 Legitimation des Hirntod-Kriteriums 137
Resümee 140

Ist der Hirntod der Tod des Menschen? 143
Sterben und Tod 143
Todeskriterien, Testverfahren und Todesdefinition 144
Verschiedene Stufen des Todes 146
Was ist anders beim Hirntod? 147
   1 Der dissoziierte Hirntod 148
   2 Die Unanschaulichkeit des Hirntods 152
Verschiedene Konzepte vom Tod des Menschen 155
Die Rolle der »Person« in der Hirntod-Diskussion 156
   1 Historische Entwicklung des Personbegriffs 158
   2 Die gegenwärtige Diskussion um den Personbegriff 164
   3 Die »Person«: Der Versuch einer Synthese 171
Hirntod – Tod des Menschen? 174

Zusammenfassung und Beurteilung 182

Anhang: Das deutsche Transplantationsgesetz 190

Literatur 210

»Wir sollen heiter Raum im Raum durchschreiten ...«
(Hermann Hesse, *Stufen*)

Herrn Prof. Dr. phil. Dr. rer. pol.
Pater Walter J. Kerber S. J.

Viele Räume unseres Lebens durchschreiten wir allein. In anderen finden wir Menschen wieder, deren Gegenwart uns hilft, die Probleme auf dem Pfad des Schicksals besser zu bewältigen. Nur einige dieser Menschen bleiben nicht temporäre Wegbegleiter, sondern werden zu Freunden.

Ich hatte im Laufe meiner Arbeit das große Glück, in einem Raum auf Pater Walter Kerber S.J. treffen zu dürfen. Seine intellektuelle Wegbegleitung bereicherte mein philosophisches Denken in einer Weise, wie es keine Lektüre bisher gekonnt hat. Mehr noch als die Qualitäten des Lehrers wird mir jedoch die menschliche Wärme, die er allen seinen Schülern entgegenbringt, in Erinnerung bleiben und mich in alle die Räume, die ich noch zu betreten habe, begleiten.

Vorwort

Auch in unserem Land wurden wichtige Fragen eines jeden Transplantationsgesetzes lange, eingehend und teilweise leidenschaftlich erörtert, würdig einer weltanschaulich freien Gesellschaft und einer ausschließlich dem Gewissen verpflichteten Volksvertretung. Dabei wurde aber auch deutlich, wie sehr Entscheidungen einerseits Sachkenntnis, Unterscheidungsfähigkeit und Grundsatztreue brauchen, andererseits durch Verkennung, Verwechselung und Vorurteile gefährdet sind.

Bei den vielschichtigen Fragen des Todes und des Umgangs der Lebenden mit den Toten kann nur die Unterscheidung zwischen Gegenständen des Wissens und des Gewissens wie auch zwischen wissenschaftlicher Erkenntnis und weltanschaulicher Überzeugung sachlich und menschlich weiterhelfen. Die vom Gesetzgeber geforderte Aufklärung unserer Bevölkerung über die Todesfeststellung wie über die Organspende nach dem Tod gehört zu den ärztlich weit über den unmittelbaren Zusammenhang hinausreichenden Anliegen.

Das vorliegende Buch will und soll naturwissenschaftlich-medizinische Gegebenheiten des Todes bekannt und verständlich machen als Grundlage freier persönlicher Entscheidungen. Damit will und soll es Ängste überwinden helfen und das ärztlich so erwünschte Gespräch in der Familie über Fragen der Organtransplantation versachlichen. Möge das Buch viele aufgeschlossene Leser finden und ihnen eine sachliche Voraussetzung für ihre eigene Entscheidung über eine Organspende nach dem Tod vermitteln.

Prof. Dr. med. Heinz Angstwurm

Danksagung

Herrn Prof. Dr. med. Heinz Angstwurm,
Leiter des Neurologischen Konsiliardienstes des Klinikum Innenstadt der Ludwig-Maximilians-Universität München, gilt mein ganz besonderer und aufrichtiger Dank für die unzähligen kritischen und konstruktiven Ratschläge bei der Erstellung des vorliegenden Buches.

Frau Dr. med. Susanne M. Pechel
(Gründerin des Christlichen Entwicklungsdienstes CED) danke ich ganz herzlich für die unentbehrlichen Überlegungen bei der Gliederung der Schrift.

Herrn Prof. Dr. phil. Gerd Haeffner S. J.,
für Philosophische Anthropologie, bin ich für die wertvollen philosophischen Anregungen, aber vor allem für das persönliche und vorbildliche Engagement in diesem Bereich sehr dankbar.

Meinen Freunden
möchte ich meinen unendlichen Dank für ihre menschliche Begleitung in einer sehr schwierigen Zeit aussprechen, ohne deren persönliche Unterstützung diese Arbeit niemals zustande gekommen wäre: Filiz und Hayati Bozyel, Süheyla Oduncu, Emine Sevimli, Dipl. Inf. Metin Oduncu, Shari und Rashid Ayubi, Leyla Gümüsay, Dr. med. Kiki Kokoviadou, Dr. med. Despina Almassidou, Dr. med. S.-E. Al-Batran, Mona Seidel, Andreas und Michael Bade, Christian Henze, Janet Aktas (MTA), Dipl. Ing. Dagmar Troglauer, Fuat Demir und Pater Walter J. Kerber S. J.

Der Studienstiftung des deutschen Volkes
möchte ich mit dieser Arbeit Danke sagen für die Unterstützung während meines ganzen Studiums.

Meinen Eltern
gilt mein ewiger Dank für ihre persönliche Unterstützung und unermeßliche Liebe.

Einführung

»Zum Leben gehört das Sterben.
Das Sterben ist das Enden,
der Tod das Ende des Lebens.«[1]

Wir haben gelernt, das Dasein des Todes wahrzunehmen, wenn der Körper eines (vertrauten) Verstorbenen kalt und starr geworden ist. Im Anschluß an den endgültigen Stillstand von Atmung, Herz und Kreislauf treten die sogenannten sicheren Todeszeichen – Totenflecken, Totenstarre, Fäulnis – am Leichnam auf. Diese gelten als »untrügerische« Zeichen, weil sie für jeden äußerlich erkennbar sind. Über viele Jahrhunderte galten Stillstand von Atmung und Kreislauf als Beginn des Sterbens mit dem nachfolgenden Eintritt des Todes. Durch zunehmende wissenschaftliche Erkenntnisse und den technischen Fortschritt in der Medizin wurden in den letzten vier Jahrzehnten neue lebenserhaltende Therapiemöglichkeiten entwickelt, die eine Revision dieses traditionellen Verständnisses vom Sterben und Tod notwendig machten. An erster Stelle sind hier die Erfolge der kardio-pulmonalen Reanimations-(»Wiederbelebungs-«) Medizin zu nennen: Zum ersten Mal wurde es möglich, den eingetretenen Herz-Kreislaufstillstand wieder in Gang zu bringen und dadurch den scheinbar bereits toten Patienten doch noch am Leben zu erhalten. Das kann allerdings nur gelingen, wenn der Betroffene trotz Kreislaufstillstands noch nicht wirklich tot ist, nämlich wenn sein Gehirn noch nicht

---

1 Wissenschaftlicher Beirat der Bundesärztekammer 1993, S. 2177.

vollständig und irreversibel ausgefallen ist. Im Zuge dieser Entwicklungen wurde 1968 das *Hirntod-Kriterium* eingeführt, nach dem ein Mensch tot ist, wenn seine Gehirnfunktionen vollständig und endgültig ausgefallen sind, während die Herz-Kreislauftätigkeit durch maschinelle Beatmung aufrechterhalten werden kann. Damit ist es möglich geworden, den Tod des Menschen bereits auf einer sehr frühen Stufe zu erkennen, wie es bisher mit der Diagnose des Herz-Kreislaufstillstandes nicht möglich gewesen ist. An dieser Stelle gilt es festzuhalten, daß eine frühe Todesfeststellung nicht derart mißverstanden werden darf, daß ein noch lebender, schwerkranker Patient vor seinem tatsächlichen Tod für tot erklärt wird: Mit dem Hirntod-Kriterium wird lediglich der Zustand des eingetretenen Todes sehr früh nachgewiesen, aber nicht zeitlich vorverlegt.

Deshalb wird mit dem Hirntod-Kriterium nicht der Tod neu oder umdefiniert, »denn es gab und gibt nur *einen* Tod des Menschen« (Wiss. Beirat 1993, S. 2177). Der Hirntod ist schon immer der Tod des Menschen und aller höher entwickelten tierischen Lebewesen gewesen, wurde aber erst durch die intensivmedizinischen Möglichkeiten als solcher zugänglich: Der Menschentod unterscheidet sich nicht von dem eines Tieres, auch wenn der Mensch über artspezifische Eigenschaften verfügt, wie etwa die Fähigkeiten zu sittlichem Handeln und Selbstreflexion oder das Wissen um den eigenen Tod; diese verlieren sich mit dem Hirntod. Deswegen wird jede weitere intensivmedizinische Behandlung als sinnlos und nur als eine qualvolle Belastung für Angehörige und medizinisches Personal betrachtet. Nur im Fall einer Organtransplantation ist es sinnvoll, den Kreislauf des Hirntoten bis zur Organentnahme künstlich fortzuführen. Nach Feststellung des eingetretenen irreversiblen Funktionsausfalls des Gehirns können die übrigen Organe, wie Nieren, Herz, Leber, dem hirntoten Leichnam entnommen und schwerkranken, anders nicht heilbaren Patienten eingepflanzt werden.

Für Hirntod-Kritiker ist der Ausfall des Gehirns keine hinreichende Bedingung für eine Gleichsetzung mit dem Tod des Menschen. Sie lehnen dieses Kriterium ab, weil sie darin ein Mittel sehen, womit die Medizin sich angesichts des hohen Organbedarfs einen größeren Zugang zu »frischen Organen« für die benötigten Organtransplantationen verschaffen möchte. Dem muß entschieden entgegengehalten werden, daß der Tod des Menschen völlig unabhängig davon festgestellt wird, ob eine anschließende Organentnahme möglich ist. Erst nach Eintritt des Todes wird der maschinell beatmete Körper des Verstorbenen zur Organentnahme freigegeben. Dieser Vorgang stellt gegen Jonas (1985) weder eine »Vivisektion« noch eine Tötung dar. Daß das Hirntod-Kriterium die Entnahme von lebenden Organen ermöglicht, kann nicht seine Rechtmäßigkeit in Frage stellen, denn »die Nutzanwendung eines Kriteriums mindert nicht seine Richtigkeit« (Birnbacher 1993, S. 2172).

Der zweite Vorwurf richtet sich an die in der Sensationspresse bekannt gewordenen Fälle (»Erlanger Baby« u. a.), bei denen im hirntoten Leichnam noch für eine lange Zeit nach der Hirntod-Diagnose Lebensabläufe erkennbar sind. Wie kann eine hirntote, schwangere Frau wirklich tot sein, wenn in ihr mittels intensivmedizinischer Maßnahmen über Wochen und Monate die Schwangerschaft aufrechterhalten werden kann?

Wie ist es möglich, daß wirklich Tote Fieber entwickeln, schwitzen, ihren Blutdruck und Puls ändern, ihre Extremitäten spontan bewegen, ja sogar eine Erektion bekommen können und erröten?

Solche äußerlich für jeden erkennbare Beobachtungen werden von Kritikern mit besonderer Vorliebe gegen das Hirntod-Kriterium ins Feld geführt. Es trifft zwar zu, daß ein hirntoter Leichnam sich äußerlich nicht von einem gleichartig behandelten, aber lebenden schwerkranken Patienten unterscheidet. Doch der bloße Augenschein dürfte hier wohl kaum als sachliche Grundlage ausreichen, um medizinisch feststellen zu können, ob der Betreffende tot ist oder lebt. Um solche Mißverständnisse und Fehlinterpretationen zu vermeiden, ist es unabdingbar, stringent zwischen Definition (»Was ist der Tod?«), Kriterien (»Woran läßt sich der Tod erkennen?«) und Testverfahren (»Wie läßt sich der Tod nachweisen?«) für den Tod eines Menschen zu unterscheiden.[2] Mit der Definition legt man automatisch die Kriterien als Bedingungen des

---

2 Zuerst von Culver und Gert (1982, Kap. 10) konsequent unterschieden.

Lebendig- oder Totseins fest. Definitionsgemäß kann der Tod des Menschen gleichgesetzt werden mit dem endgültigen Erlöschen des personal-geistigen Lebens sowie des integrativ-regulatorischen Vermögens des selbständigen körperlichen Lebens. Damit wird auch eine Antwort auf die Frage der Attribution (»Wer oder was stirbt?«) gegeben: Der Mensch ist das Subjekt des Todes.[3] Allerdings bedarf das begriffliche Konstrukt »Mensch« der näheren Bestimmung, was das Wesen des menschlichen Lebens ist und worin das spezifisch Menschliche besteht.

Für Vertreter eines *Ganzkörpertod-Kriteriums* ist der Mensch erst dann tot, wenn alle seine Organe bis hin zur letzten Zelle vollständig abgestorben sind: Für sie setzt das Hirntod-Kriterium eindeutig zu früh ein. Dagegen sehen Vertreter des *Teilhirntod-Kriteriums* den Tod des Menschen bereits im alleinigen Ausfall bestimmter Hirnfunktionen: Ihnen ist das Ganz-Hirntod-Kriterium zu umfassend. Den Tod des Menschen etwa mit dem alleinigen Ausfall des Hirnstamms durch Verlust unter anderem der vegetativen Zentren von Atmung, Herz und Kreislauf oder mit dem isolierten Ausfall des Großhirns als strukturelle Voraussetzung der für den Menschen als vermeintlich spezifisch erachteten Fähigkeiten von Bewußtsein und Kognition festzustellen (wie es von manchen Autoren gefordert und in einigen Ländern auch praktiziert wird), geht über eine biologische Sachfeststellung hinaus und beinhaltet immer eine Wertung. So würde man im Verständnis des Großhirntods anencephalen (ohne Großhirn geborenen) Kindern, geistig Schwerstbehinderten, Patienten mit fortgeschrittener Alzheimer-Demenz sowie komatösen Patienten das Recht auf Leben absprechen, da sie keine Personen und keine Menschen seien. Doch was heißt es eigentlich, eine »Person« zu sein?

Es liegt eine große Gefahr darin, daß der Mensch willkürlich die Grenzen zwischen Leben und Tod, zwischen Mensch und Nicht-Mensch zieht. In einer Zeit, in der der bisher höchste Wert – das Leben selbst – relativiert wird, stellt sich die Frage: Wie hoch wird heute ein Menschenleben eingeschätzt, und wieviel gilt es

---

3 Vgl. hierzu die »Attributionsfrage« bei Kurthen u. Linke 1989 u. 1995, S. 83 f.

noch? Davon hängt es ja ab, wie wir mit diesem Menschenleben umgehen, ob wir es mehr oder weniger willkürlich verkürzen oder verlängern dürfen und ob es uns selbst zusteht zu bestimmen, wann das Leben eines Menschen keinen Wert mehr besitzt, um es dann zu beenden.

Die vorliegende Arbeit soll auf einem verständlichen Niveau in die Hirntodproblematik einführen. Hierzu wird es sehr hilfreich sein, zunächst die Leistungen des Gehirns unmittelbar vor dem Hintergrund der Hirntod-Diskussion kurz darzulegen. Daran anschließend soll kritisch erörtert werden, wie in der Medizin der Hirntod diagnostiziert wird, das heißt welche Kriterien und Testverfahren hier zur Feststellung des Hirntods eingesetzt werden. Danach werden die Aspekte des Teilhirntods behandelt, um dieses Todeskonzept medizinisch und ethisch vom Ganzhirntod abzugrenzen. Das darauffolgende Kapitel wird sich mit dem Vorwurf der Hirntod-Kritiker befassen, die den Hirntod lediglich als eine von mehreren Phasen innerhalb des Sterbeprozesses, aber nicht als Todeskriterium des Menschen ansehen. Ein anschließender kleiner Ausflug in den Alltag der Transplantationsmedizin mag beispielhaft veranschaulichen, welche Bedeutung die Diagnose »Hirntod« hinsichtlich einer Organspende für chronisch schwerkranke Patienten hat. Grundvoraussetzung für jede Art von Organ- und Gewebeentnahme ist die absolut freiwillige Zustimmung von seiten des Verstorbenen (zu Lebzeiten) oder seiner nächsten Angehörigen, weshalb sich eine kurze Erörterung der notwendigen juristischen Grundlagen im selben Kapitel anschließt. Ausgehend von den naturwissenschaftlich-medizinischen Tatsachen soll dann unter philosophisch-anthropologischen Gesichtspunkten erörtert werden, ob der Hirntod – als Funktionsausfall eines einzigen Organs – tatsächlich den Tod des Menschen anzeigen kann. Es geht also um die zentrale Streitfrage: »Ist der Hirntod ein sicheres Todeszeichen des Menschen?«

Die unmittelbare Motivation für diese Arbeit ergab sich aus der aktuellen Problematik des Hirntod-Kriteriums im Zusammenhang mit der Organtransplantation. Der Mangel an diesbezüglich sachkundigem Wissen spiegelt sich in der hierzulande zum Teil sehr emotional geführten Diskussion, in der unreflektierte ethische und weltanschauliche Einwände mit medizinischen Befunden vermischt werden. Das Resultat: Seit über zwei Jahrzehnten wurde über ein Transplantationsgesetz für die BRD beraten, seit dem 1.12.1997 haben wir nun das lang ersehnte. Jetzt besteht Einigung, »mit diesem Gesetz insbesondere darüber Rechtsklarheit zu schaffen, [1] daß die Unterscheidung zwischen Leben und Tod für die Organentnahme gelten und der ärztlichen Verantwortung nach dem Stand der Wissenschaft übertragen bleiben muß, und [2] daß die erweiterte Zustimmungslösung zukünftig möglich bleiben soll, um auch mit den nächsten Angehörigen und/oder dem Lebenspartner als den Personen, die im Sinne des Verstorbenen entscheiden, sprechen zu können, falls der Verstorbene keine schriftliche Erklärung zur Organentnahme abgegeben habe.«[4] Dabei liegt des Rätsels Problem in der richtigen, das heißt naturhaften Grenzziehung zwischen Leben und Tod für die Organentnahme. Voraussetzung für die Organentnahme (Explantation) bleibt der Hirntod. Gegner des Hirntod-Konzepts, die den Zustand des Hirntods nur als eine Phase des Sterbens sehen, lehnen dies zwar als Unterscheidungskriterium zwischen Leben und Tod ab, aber sie erkennen es trotzdem als Explantationskriterium an. Das ist für Hirntod-Befürworter inkonsequent und zudem mit dem ärztlichen Ethos unmöglich in Einklang zu bringen: »Die Entnahme eines lebensnotwendigen Organs ist aus ärztlicher Sicht nur dann erlaubt, wenn bei dem möglichen Spender – unbeschadet der Erfüllung weiterer Voraussetzungen – der Tod festgestellt wird. Die Spende eines lebensnotwendigen Organs durch eine lebende, mithin auch durch eine sterbende Person verlangt vom Arzt eine Tötung zugunsten Dritter und ist mit dem ärztlichen Ethos nicht zu vereinbaren.«[5]

Zur Klärung dieser Grundsatzdebatte bedarf es der eingehenden, sachlichen Darlegung der wesentlichen medizinischen beziehungsweise neuro-physiologischen Grundlagen und ihrer anthropologisch-philosophischen Zusammenhänge. In einer Auseinandersetzung um den Hirntod als möglichen Tod des Menschen sind

---

4 Transplantationsgesetz, Dt. Ärztebl. 1997, 94: 1229.
5 Zentrale Ethikkommission, Dt. Ärztebl. 1997, 94: 1249.

diese Zusammenhänge unverzichtbar. Sie sind Voraussetzung für eine fruchtbare interdisziplinäre Diskussion um den Tod des Menschen. So ist zu hoffen, daß die vorliegende Arbeit etwas Klarheit in die aktuelle Diskussion bringt und die bestehenden Mißverständnisse und psychologischen Ängste beseitigen hilft.

Anatomie und Biologie des Gehirns

»Das menschliche Gehirn ist die komplizierteste Struktur, die wir im Universum kennen. Die außergewöhnlichen Eigenschaften dieser etwa drei Pfund schweren Masse aus weichem Gewebe haben es der Art *Homo sapiens* ermöglicht, die Herrschaft über die Erde anzutreten, durch gezielte Genmanipulationen in den Lauf der Evolution einzugreifen, auf dem Mond spazierenzugehen sowie Kunst und Musik von überragender Schönheit zu schaffen. Noch kennen wir die Grenzen des menschlichen Gehirns und seines Leistungsvermögens nicht« (Thompson 1996, S. 9).

»Über das Nervensystem steht der Organismus in (passiver und aktiver) Kommunikation mit seiner Umwelt. Das Nervensystem stimmt die Leistungen der Organsysteme direkt (über Nerven) oder indirekt (über Hormondrüsen) als übergeordnete Instanz aufeinander ab – es steuert oder regelt die Aktivitäten des Bewegungsapparats, des Atmungs-, Kreislauf-, Verdauungs- und Urogenitalsystems sowie des Systems der endokrinen Drüsen. Auch in die Leistungen des Abwehrsystems kann das Nervensystem eingreifen« (Frick et al. 1992a, S. 100).

Tiere besitzen im Gegensatz zu Pflanzen nicht nur ein hormonales, sondern vor allem auch ein neuronales Regulationssystem. Letzteres ist notwendig, damit sich Tiere aktiv und schnell als Jäger oder Gejagte im Raum bewegen können. Hierzu reicht das langsame hormonale System, welches über die Blutbahn an die entsprechenden Wirkorte gelangt, nicht aus (vgl. Wehner u. Gehring 1990, S. 344). Die einzelnen Nervenzellen werden zu einem Nervensystem zusammengefaßt. Das Nervensystem läßt sich in das *Zentral-*

nervensystem (ZNS) und das *periphere Nervensystem* (PNS) unterteilen, wobei enge strukturelle sowie funktionelle Verbindungen bestehen.

Die Arbeitsweise des Nervensystems ist charakterisiert durch die *Reizaufnahme* (von innen und von außen), die *Verarbeitung (Integration)* und die daraus resultierende *Reizantwort*. Die Orte der Integration aller dieser Informationen liegen im Gehirn, wobei das Rückenmark als Zwischenstation innerhalb der Reizverarbeitung dient.

Die kleinste Einheit des Nervensystems: Das Neuron

Die *Neurone* (Nervenzellen) sind im Zentralnervensystem (Gehirn und Rückenmark) und im vegetativen Nervensystem nach bestimmten Gesetzmäßigkeiten angeordnet und bilden die kleinste, grundlegendste strukturelle und funktionelle Einheit des Nervensystems. Ihre besondere Funktion liegt in der Übertragung von Signalen (Informationen) auf andere Neurone oder auf Muskel- und Drüsenzellen.[6]

Jedes Neuron besteht aus vier Teilen (Abb. 1): dem Zellkörper (Perikaryon), den Dendriten, dem Axon (Nervenleitung, synaptischer Neurit) und den Endverzweigungen des Axons (Synapsen). Über die *Dendriten* und die Zellkörper laufen Signale aus anderen Neuronen ein, werden verarbeitet und verlassen die Nervenzelle über ihr Axon. Das *Axon* verzweigt sich am Ende in viele dünnere Äste, die ihrerseits in winzig kleinen »Endknöpfchen«, den sogenannten *Synapsen*, enden. Die Reizübertragung erfolgt in folgenden Schritten: Wird ein ausreichender Reiz, ein Aktionspotential (Änderung im elektrischen Potential der Zelle), erzeugt, gelangt das *Aktionspotential* über das Axon (Reizleitung) in die Synapsen, die letzten Endverzweigungen der Senderzelle. Durch einen Spalt

---

6 Vgl. hierzu Albers et al. 1990, S. 1277–1284; Creutzfeld 1993, S. 87–98 und 127–157; Eccles 1984, S. 55–138; Thompson 1996, S. 35–134.

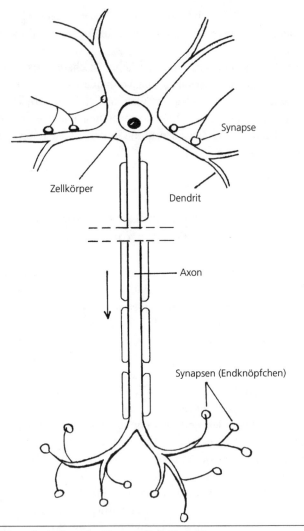

Abbildung 1: Aufbau der Nervenzelle (skizziert)
Die Nervenzelle (Neuron) besteht aus vier Teilen: dem Zellkörper (Perikaryon), dem Axon (Nervenleitung), den Dendriten (alle Fasern außer Axon) und den letzten Endverzweigungen (Synapsen).

von nur 20 nm (nm = Millionstel Millimeter), den *synaptischen Spalt*, sind die Synapsen vom Zellkörper oder den Dendriten der Empfängerzelle getrennt. Hier erfolgt die Weiterleitung der Signale über den chemischen Weg: Wenn ein elektrisches Signal in der Synapse ankommt, sondert diese einen Botenstoff *(Neurotransmitter)* aus ihren Speicherbläschen *(Vesikeln)* in den synaptischen Spalt. Dieser wandert an die Rezeptoren der Empfängerzelle. Abhängig von Botenstoff und Rezeptor wird die Zielzelle erregt oder gehemmt. Die Übertragung des Signals dauert etwa eine Millisekunde. Danach wird der Botenstoff entweder chemisch abgebaut oder wandert in die Synapsen zurück, wo er bis zur nächsten Signalübertragung gespeichert wird. Jedes Neuron verfügt über mehrere tausend Synapsen, so daß ein menschliches Gehirn mit etwa 100 Milliarden Neuronen mindestens 10^{14} Synapsen besitzt. »Die Anzahl der möglichen Kombinationen von synaptischen Verbindungen zwischen den Neuronen in einem einzelnen menschlichen Gehirn ist größer als die Gesamtzahl der Atome im ganzen bekannten Universum« (Thompson 1996, S. 10). Auf diese Weise werden Neurone zu Neuronenketten und komplexen Neuronenkreisen miteinander verschaltet.

»Dendriten und Neuriten, über die Nervenzellen Kontakte miteinander und mit den Erfolgsorganen aufnehmen, ergeben schätzungsweise eine Gesamtlänge von 300 000–400 000 km (Entfernung Erde – Mond)« (Frick et al. 1992a, S. 110).

Ansammlungen von Neuronenkörpern und deren Axonen sind im anatomischen Schnitt großenteils als *weiße* und *graue Substanz* makroskopisch (mit dem bloßen Auge) sichtbar. Die graue Substanz enthält die Perikaryen und Dendriten von vielen Millionen Neuronen. Eine abgegrenzte Ansammlung von Perikaryen eines bestimmten Neuronenverbandes wird *Kerngebiet* oder *Nucleus* (z. B. »Nucleus ruber«) genannt. Die weiße Substanz besteht aus vielen Millionen gebündelter Nervenfasern (Axone), die von und zu Kerngebieten ziehen und so der Informationsübermittlung dienen. Bei Nervenfasern, deren Herkunft, Verlauf und Ziel gemein sind, spricht man von Nervenbahnen (z. B. »Pyramidenbahn«).

Das periphere Nervensystem

Das periphere Nervensystem (PNS) umfaßt jenen Teil des Nervensystems, der die Reizsignale zum und vom Zentralnervensystem leitet. Beim PNS unterscheidet man weiter ein *animales Nervensystem* (»Umweltnervensystem« oder »Notfallsystem«) von einem *vegetativen Nervensystem* (»Eingeweidenervensystem« oder »Erhaltungsnervensystem«). »Das vegetative Nervensystem versorgt die glatte Muskulatur in Eingeweiden, die Blutgefäße, Drüsen, Haarmuskeln, das Herz und die Geschlechtsorgane« (Frick et al. 1992a, S. 149). Das vegetative Nervensystem (VNS) setzt sich zusammen aus dem *Sympathikus* und dem *Parasympathikus*, die sich antagonistisch zueinander verhalten, um einerseits ein inneres Milieu (Homöostase) im Körper konstant zu halten und andererseits die Organ- einschließlich der Sexualfunktionen den jeweiligen Bedürfnissen und Situationen anzupassen (Abb. 2).

Die Ausführungen des VNS unterliegen zwar einer zentralen Steuerung, aber bleiben als solche unbewußt, weshalb das VNS auch als autonomes Nervensystem bezeichnet wird. Die Zentren für die vegetativen Funktionen (Atmung, Steuerung der Herz-Kreislauftätigkeit, der Temperatur, der inneren Drüsen und des Salz-Wasserhaushalts) befinden sich im unteren Teil des Hirnstamms (Medulla oblongata). Dagegen dringen die Aktivitäten im animalen Funktionsbereich weit ins Bewußtsein vor, so daß hier eine zentrale willkürliche Kontrolle möglich ist. Die zuführenden (afferenten) sensorischen Nervenfasern leiten die Signale aus Haut, Muskulatur, Extremitäten und Sinnesorganen zum Rückenmark und von dort weiter über den Hirnstamm zur sensorischen Großhirnrinde. Über wegführende (efferente) motorische Nervenfasern gelangt das Antwort-Signal jetzt in umgekehrter Richtung von der Großhirnrinde über den Hirnstamm zum Rückenmark und von dort weiter zu den Ausführungsorten des Körpers.

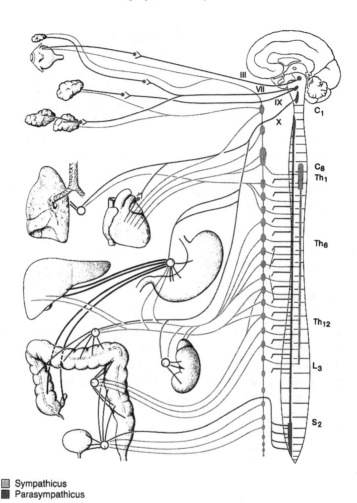

■ Sympathicus
■ Parasympathicus

Abbildung 2: Die beiden Bestandteile des peripheren autonomen (vegetativen) Nervensystems
Das vegetative Nervensystem besteht aus Sympathikus und Parasympathikus und versorgt die glatte Muskulatur in Eingeweiden, die Blutgefäße, Drüsen, Haarmuskeln, das Herz und die Geschlechtsorgane. Die Perikaryen, die letztlich diese Organe und Gewebe innervieren, liegen in vegetativen Ganglien. (Mit freundlicher Genehmigung aus: Frick et al., Allgemeine Anatomie. Stuttgart, Thieme, 1992, S. 151)

Das Zentralnervensystem

Das Zentralnervensystem (ZNS) besteht aus *Gehirn* und *Rückenmark*. Es folgt nun ein kurzer Überblick über die wichtigsten Regionen und Strukturen des ZNS. Die für unsere Hirntod-Diskussion bedeutsamen Systeme werden in späteren Abschnitten der Arbeit nochmals aufgegriffen. So wird es am sinnvollsten sein, dieses Kapitel durchzulesen, ohne sich damit zu plagen, alle neuen Begriffe im Gedächtnis behalten zu wollen. Die vielen Begriffswiederholungen sind bewußt gewählt, damit sich wichtige Aspekte besser einprägen lassen.

1 Das Rückenmark

Das Rückenmark (Medulla spinalis) ist der einfacher gebaute Teil des ZNS und hat zwei grundlegende Funktionen. Zum einen steht es als Reflexorgan über die Rückenmarksnerven mit Rumpfwand und Extremitäten sowie mit den Rumpfeingeweiden in Verbindung. Spinale Reflexe sind »muskuläre und autonome Reaktionen auf körperliche Reize, die auch dann noch erfolgen, wenn – wie etwa bei querschnittsgelähmten Unfallopfern – die Verbindung vom Rückenmark zum Gehirn durchtrennt wurde« (Thompson 1996, S. 23). Zum anderen unterliegt das Rückenmark dem Einfluß übergeordneter supraspinaler Gehirnfunktionen.

2 Das menschliche Gehirn

Das Gehirn ist die zentrale und oberste Schalt- und Integrationsstelle des Körpers. Das durchschnittliche Volumen dieses Organs beträgt ca. 1400 cm^3. Beim Mann wiegt es im Durchschnitt geringfügig mehr (1424 g) als bei der Frau (1306 g). Dieser Unterschied läßt sich auf die geschlechtsspezifische, unterschiedlich starke Entwicklung des Bewegungsapparats zurückführen (Frick et al. 1992a, S. 116).

Das Gehirn läßt sich anatomisch wie auch funktionell prinzipiell in drei größere Abschnitte aufteilen: das Großhirn, den Hirnstamm und das Kleinhirn. Diese Aufteilung ist für die Feststellung der Todeskriterien in der Hirntod-Diagnostik von grundlegender Bedeutung.

2.1 Der Hirnstamm

Der Hirnstamm (Truncus cerebri) wird aus dem Verlängerten Mark (Medulla oblongata), der Brücke (Pons) und dem Mittelhirn (Mesencephalon) gebildet. Zum Hirnstamm werden zumeist auch der Thalamus und der Hypothalamus gerechnet.[7]

Das *verlängerte Mark (Medulla oblongata)* stellt die Fortsetzung beziehungsweise die Verbindung des Rückenmarks in das Gehirn dar. Die Medulla enthält alle auf- und absteigenden Nervenbahnen zwischen Gehirn und Rückenmark sowie wichtige umschriebene Nervenzellansammlungen. Zu den wichtigsten Nervenbahnen gehört die Pyramidenbahn, eine Leitung der Willkürmotorik.

Die *Brücke (Pons)* setzt die Medulla nach oben fort und beinhaltet Brückenkerne (Umschaltstation) der Großhirn-Brücken-Kleinhirn-Bahn sowie auf- und absteigende Faserzüge der Formatio reticularis und Pyramidenbahn.

Das *Mittelhirn (Mesencephalon)* bildet das vordere Ende des Stammhirns. Im oberen Teil des Mittelhirns (Vierhügelplatte bzw. Lamina tecti) liegen die Leitungszentren der Hör- und Sehbahn. Der untere Teil des Mittelhirns (Haube bzw. Tegmentum) setzt die auf- und absteigenden Nervenbahnen aus der Brücke fort und enthält wichtige Hirnnervenkerne.

Darüber hinaus befinden sich hier eine größere, als roter Kern *(Nucleus ruber)* bezeichnete Kernregion und eine Region mit schwarz pigmentierten Nervenzellen, die *Substantia nigra*. Diese Hirnstrukturen werden für die Motorik und Bewegungskontrolle benötigt. Eine Degeneration der Neurone im Bereich der Substan-

---

7 Das folgende nach Frick et al. 1992b, S. 253–385, und Thompson 1996, S. 23–33.

tia nigra führt zum bekannten Parkinsonschen Krankheitsbild, das durch grobschlägiges Zittern, Starre und Bewegungsarmut charakterisiert ist.

Oberhalb vom Mittelhirn folgt das *Zwischenhirn (Diencephalon)*. Die wichtigsten Kerngebiete des Zwischenhirns sind der Thalamus, der Hypothalamus und die Basalganglien.

Der *Thalamus* besteht aus zwei kleinen ovalen Strukturen, je einer in jeder Großhirnhälfte, und bildet die größte graue Kernmasse des Zwischenhirns. Er steht über gegenläufige (auf- und absteigende) Bahnen mit der gesamten Großhirnrinde, dem extrapyramidalen System, dem Kleinhirn und dem Rückenmark in Verbindung. Er ist Sammel- und Umschaltstation für alle der Großhirnrinde zufließenden sensorischen Erregungen aus Innen- und Außenwelt und wird auch als »Tor zum Bewußtsein« bezeichnet. Es ist zudem ein entscheidendes Koordinationszentrum der Exterozeption (Berührungs-, Schmerz-, und Temperaturempfindungen) und der Propriozeption (Geschmacks-, Eingeweide- und Gleichgewichtsempfindungen). In Verbindung mit dem »limbischen System« ist der Thalamus außerdem am Zustandekommen von Ausdrucksbewegungen oder Psychoreflexen beteiligt, die als motorische Reaktionen (Abwehr- und Fluchtreflexe, Schmerzäußerungen) bei schmerzhaften oder affektbetonten Impulsen auftreten.

Der *Hypothalamus* ist eine Kerngruppe unterhalb des Thalamus und bildet das wichtigste übergeordnete Zentrum des vegetativen Nervensystems. Zu den Aufgaben des Hypothalamus gehört die Regulation von Nahrungsaufnahme (Hunger und Sättigung), Ausscheidung, Sexualfunktionen, Temperatur, Wach- und Schlafrhythmus, Wasser- und Hormonhaushalt. Der Hypothalamus steht mit zahlreichen Gehirnregionen in Verbindung und ist der wichtigsten Hormondrüse, der *Hirnanhangsdrüse (Hypophyse)* unmittelbar benachbart. Im Hypothalamus werden sogenannte Freisetzungs- (releasing) Hormone produziert, die entweder endokrin (über den Blutweg) oder neuronal (entlang der Nervenfasern) in die Hypophyse gelangen und dort die Synthese und Ausschüttung von Hormonen veranlassen. Die Hormone der Hypophyse steuern ihrerseits in den peripheren Bestimmungsorganen (z. B. Schilddrüse, Nebenniere usw.) die Freisetzung der gerade benötigten Wirkhormone.»Die von den endokrinen Drüsen abgegebenen Hormone wirken dann auf die Hirnanhangsdrüse und den Hypothalamus zurück und regulieren wiederum die Aktivität dieser Steuerzentralen – ein Beispiel für eine Kontrolle durch Rückkopplung (›Feedback‹)« (Thompson 1996, S. 26).

Darüber hinaus spielt der Hypothalamus auch eine große Rolle für das limbische System, weil in ihm ein wichtiges Kontrollzentrum für Gefühle entdeckt wurde. So können elektrische Reizungen bestimmter Teile des Hypothalmus – analog zu Reizungen anderer limbischer Strukturen – bei Tieren und Menschen Gefühle von Lust und Unlust bis zu Wutausbrüchen mit Kampfverhalten hervorrufen. Hier sollten wir etwas näher auf die Strukturen und die Bedeutung des limbischen Systems eingehen.

Zum *limbischen System* zählt man im engeren Sinne folgende Gehirnabschnitte: den Mandelkern (Amygdala), das Ammonshorn (Hippocampus), den limbischen Cortex und die Area septalis. Diese Strukturen stehen in enger wechselseitiger Korrespondenz mit bestimmten Teilen des Hypothalamus und des Thalamus sowie der Großhirnrinde (Gyrus cinguli), die über hoch komplexe und nicht ausreichend verstandene Mechanismen unser gesamtes Gefühlsleben wie Freude, Trauer, Aggressionen, Kampfverhalten, sexuelle Erregung und so weiter steuern und regulieren. Darüber hinaus kommt dem Hippocampus eine entscheidende Rolle bei Lernvorgängen zu. So wissen wir heute, daß der Hippocampus zwar nicht den Ort des Gedächtnisses darstellt, aber ohne diese Struktur keine Information ins Gedächtnis dringen und behalten werden kann.

Die *Basalganglien* sind subkortikale Kerne des Endhirns und gehören zum extrapyramidalen System, das heißt sie befinden sich außerhalb der Pyramidenbahn (Leitung der Willkürmotorik). Zu den wichtigsten Nervenkernen zählen hier der Nucleus caudatus (Schwanzkern), das Putamen – diese beiden bilden zusammen den Streifenkörper (Corpus striatum) – und der Globus pallidus (der »bleiche Körper«), die nahezu zu allen bisher genannten Strukturen des ZNS Verbindungen aufweisen. Sie dienen der Steuerung des Muskeltonus und der unwillkürlichen und unbewußten motorischen Bewegungen wie Ausdruck- und Abwehrbewegungen sowie des Gleichgewichts.»Die *Schädigung* eines der Neuronenkreise, an denen die Basalganglien beteiligt sind, führt immer zu einer Störung der gesamten Motorik – auch der von Hirnnerven gesteuerten Bewegungen (Mimik, Sprache). Die Schädigung betrifft häufig die hemmenden Neuronenkreise, wodurch unkoordinierte, überschießende Bewegungsabläufe entstehen, z. B. beim ›Veitstanz‹ Chorea« (Frick et al. 1992a, S. 130).

Zusammenfassend kann man festhalten, daß die verschiedenen Teile des Hirnstamms (Verlängertes Mark, Brücke, Mittel- und Zwischenhirn) hauptsächlich vegetative Funktionen erfüllen, die für das Leben unentbehrlich sind. Hierzu gehören der Atemantrieb, die Steuerung der Herz-Kreislauftätigkeit, der Temperatur, der inneren Drüsen, des Salz-Wasserhaushalts sowie die Regulation des Schlaf-Wach-Rhythmus, der Bewußtseinswachheit und -helligkeit (Vigilanz) und die zentrale Blutdruckregulation. Diese Funktionen werden durch den Hirnstamm gewissermaßen »automatisch« gesteuert, weshalb sie dem Menschen und seinem Willen nicht bewußt zugänglich sind.

2.2 Das Kleinhirn

Das Kleinhirn (Cerebellum) ist das wichtigste Koordinationsorgan der Motorik und befindet sich in der hinteren Schädelgrube, wo es durch eine bindegewebige Platte (Tentorium) vom übrigen Gehirn räumlich getrennt ist (Abb. 5). Hier laufen aus verschiedenen Hirngebieten (Großhirn, Brücke, Thalamus, Basalganglien etc.) Vorinformationen über Bewegungsabläufe zusammen, die mit Rückinformationen aus dem Bewegungsapparat der Körperperipherie und aus dem Gleichgewichtsorgan des Innenohrs verglichen werden, wodurch es als stabilisierendes Regelsystem korrigierend und anpassend in die Bewegungsabläufe eingreift. Es beeinflußt den Muskeltonus sowie die zeitliche Abfolge der Bewegungen und gewährleistet in Zusammenarbeit mit dem Labyrinthorgan des Innenohrs die Erhaltung des Gleichgewichts.

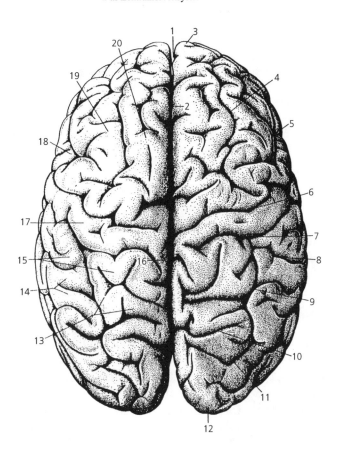

1 Fissura longitudinalis cerebri	11 Sulcus occipitalis transversus
2 Margo superior cerebri = Mantelkante	12 Polus occipitalis
3 Polus frontalis	13 Lobulus parietalis superior
4 Sulcus frontalis superior	14 Lobulus parietalis inferior
5 Sulcus frontalis inferior	15 Gyrus postcentralis
6 Sulcus praecentralis	16 Lobulus paracentralis
7 Sulcus centralis	17 Gyrus praecentralis
8 Sulcus postcentralis	18 Gyrus frontalis inferior
9 Sulcus intraparietalis	19 Gyrus frontalis medius
10 Sulcus parietooccipitalis	20 Gyrus frontalis superior

Abbildung 3: Das menschliche Gehirn (Ansicht von oben)
Der äußere Aspekt der Hirnoberfläche ähnelt im Muster einer Walnuß, welches durch charakteristische Windungen (Gyri) und Furchen (Sulci) zur Vergrößerung der Hirnoberfläche zustande kommt (aus: Frick et al., Spezielle Anatomie II. Stuttgart, Thieme, 1992, S. 322).

2.3 Das Großhirn

»Die Großhirnrinde (Cortex cerebri) macht den Menschen zu dem, was er ist. In diesem großen Gehirnbereich verbirgt sich ein entscheidender Teil des Geheimnisses unseres Bewußtseins, unserer überragenden Sinnesleistungen und Empfindsamkeit für die uns umgebende Umwelt, unserer motorischen Fähigkeiten, unseres Denk- und Vorstellungsvermögens sowie insbesondere unserer einzigartigen sprachlichen Fähigkeiten« (Thompson 1996, S. 28).

Diese Textpassage verweist auf die herausragende Bedeutung des Großhirns beziehungsweise der Großhirnrinde für unser Verständnis vom Wesen des Menschen.

Das Großhirn oder Endhirn (Telenzephalon) ist symmetrisch aufgebaut und besteht aus rechter und linker Hirnhälfte (Hemisphäre). Die linke Hemisphäre enthält in der Regel die Sprachzentren und ist gegenüber der rechten Hemisphäre »dominant«. Die zwei *Hemisphären* sind anatomisch wie auch funktionell durch den unpaaren Balken (Corpus callosum) miteinander verbunden. Der äußere Aspekt der Hirnoberfläche ähnelt im Muster einer Walnuß, welches durch charakteristische Windungen (Gyri) und Furchen (Sulci) zur Vergrößerung der Hirnoberfläche zustande kommt (Abb. 3). Das Großhirn besteht in seinem feingeweblichen Aufbau aus zwei verschiedenen Abschnitten, der Großhirnrinde und dem Großhirnmark. Die *Hirnrinde* (auch als Cortex, Hirnmantel oder Pallium bezeichnet) enthält die Nervenzellen (Perikaryen) und die Dendriten und ist im anatomischen Schnitt die graue Substanz. Das *Hirnmark* enthält die Nervenfasern mit ihren Markscheiden und erscheint im Schnitt als weiße Substanz. Aufgrund einer besonderen Zytoarchitektonik kann die Hirnrinde nach Neuronenzahl, Neuronendichte und Neuronentypen in verschiedene Rindenfelder unterteilt werden. Die Rinde in den verschiedenen Regionen ist zwischen 2–5 Millimeter dick und enthält beim Erwachsenen schätzungsweise 10–100 Milliarden Neurone.[8] Trotz erheblicher

---

[8] Die Zahl der Neuronen im Gehirn wird in der Literatur nicht einheitlich angegeben: Nach Stevens (1980, S. 3) und Wehner/Gehring (1990, S. 379) besteht das menschliche Gehirn aus 100 Milliarden Nervenzellen; Eccles/Popper (1982, S. 286) geben 10 Milliarden an.

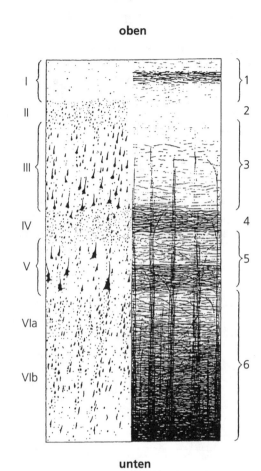

Abbildung 4: Querschnitt durch die Großhirnrinde mit ihren sechs Schichten

Auf der linken Seite der Abbildung ist die Verteilung der Nervenzellkörper dargestellt, die rechte Seite zeigt die Organisation der Nervenfasern. Man beachte auf beiden die säulenförmige Anordnung der Zellkörper und der Fasern, die durch die Schichten hindurch von oben nach unten verlaufen (aus: Frick et al., Spezielle Anatomie II. Stuttgart, Thieme, 1992, S. 363).

lokaler Unterschiede (Feldergliederung) läßt sich in allen Bereichen eine einheitliche Schichtengliederung feststellen (Abb. 6).

Die verschiedenen Regionen auf der Cortexoberfläche werden zu größeren anatomischen Arealen zusammengefaßt und als *Hirnlappen* bezeichnet (z. B. Stirnlappen). Die Hirnlappen enthalten die sogenannten Primärgebiete verschiedener sensorischer und motorischer Systeme (Abb. 5).

In Abgrenzung zu den primären sensorischen und motorischen Feldern bezeichnet man die gesamte übrige Großhirnrinde als Assoziationscortex. Die Assoziationsfelder haben keine direkten Verbindungen zu den genannten Primärgebieten. Sie sind untereinander komplex verschaltet und dienen der integrativen Funktion des Gehirns. »Interessanterweise ist die Grundorganisation der primären sensorischen und motorischen Felder des Cortex bei allen Säu-

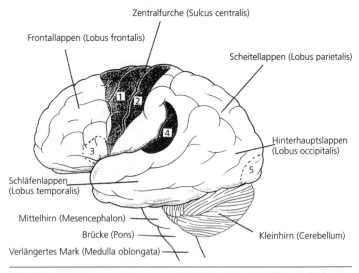

Abbildung 5: Lappengliederung und Primärgebiete der Hirnrinde der linken (dominanten) Großhirnhemisphäre
(1) Motorisches Primärgebiet (Motorischer Cortex, Präzentrale Region); (2) Sensibles Primärgebiet (Somatosensorischer Cortex, Körperfühlsphäre); (3) Motorisches Sprachzentrum (Brocasches Sprachzentrum); (4) Sensorisches Sprachzentrum (Wernickesches Sprachzentrum) und Sekundäres Hörzentrum; (5) Optisches Primärgebiet (Sehrinde) (nach: Frick et al., Spezielle Anatomie II. Stuttgart, Thieme, 1992, S. 365)

getieren von der Ratte bis zum Menschen praktisch gleich. Steigt man die Stufenleiter der Säugerevolution hinauf, so nehmen jedoch sowohl die absolute Gehirngröße als auch der relative Anteil des Assoziationscortex auffällig zu« (Thompson 1996, S. 31 f.). Allerdings besitzt der Mensch volumenmäßig nicht das größte Gehirn. Beispielsweise ist das Gehirn von Blauwalen um ein Vielfaches größer, aber in bezug auf das Körpergewicht ist es eindeutig kleiner. Nur die Maus übertrifft das menschliche Gehirn im Verhältnis zum Körpergewicht.

Stirnlappen (Frontallappen)

Im Stirnlappen befindet sich die präzentrale Region (Gyrus praezentralis) (Abb. 5). In diesem motorischen Primärgebiet entspringen wesentliche Leitungen der Willkürmotorik, die Pyramidenbahn. Das motorische Rindenfeld der präzentralen Region zeigt eine somatotopische Gliederung (Abb. 6). Dabei wird der Körper auf dem somatomotorischen Cortex Stück für Stück repräsentiert, so daß sich dort ein »Homunculus« (kleiner Mensch) abbildet. Die einzelnen Körperteile werden durch bestimmte Rindenfelder repräsentiert. Felder, in denen Präzisionsbewegungen gesteuert wer-

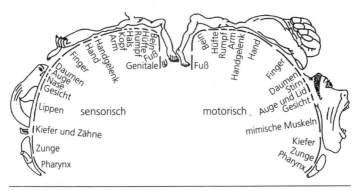

Abbildung 6: Die motorischen und sensorischen Felder der Großhirnrinde
Die Abbildung zeigt die somatotopische Gliederung der Präzentralregion (rechts: motorischer Cortex) und der Postzentralregion (links: sensorischer Cortex) (aus: Frick et al., Spezielle Anatomie II. Stuttgart, Thieme, 1992, S. 367).

den (Hand, Gesicht), sind ausgedehnter als solche für grobe Massenbewegungen (Rumpf).

Das motorische Sprachzentrum (Broca-Region) befindet sich ebenfalls im Stirnlappen (unterste Stirnwindung). »Bei Ausfall des Brocaschen Sprachzentrums ist der Betroffene – bei erhaltenem Sprachverständnis und intakter Funktionsfähigkeit aller einzelnen, beim Sprechakt beteiligten Muskeln – meist unfähig zu sprechen (einige Ausnahmen sind allerdings bekannt). Es besteht also keine Lähmung, sondern ausschließlich die Unfähigkeit, die Muskeln zur Sprachfunktion zu koordinieren (*motorische Aphasie*)« (Frick et al. 1992b, S. 367). Läsionen in den anderen Teilen des Stirnlappens führen zu schweren Veränderungen der Persönlichkeit im emotionalen Bereich und im Verhalten.

Scheitellappen (Parietallappen)

Im Scheitellappen ist das sensible Primärgebiet (Gyrus postzentralis) lokalisiert, welches durch den Sulcus centralis (Zentralfurche) vom motorischen Primärgebiet getrennt ist (Abb. 5). Hier laufen die Afferenzen der Tast-, Schmerz- und Temperatursinne aus der Körperoberfläche ein. Die somatotopische Gliederung gleicht der im Gyrus praezentralis (Abb. 5). Ein Ausfall der Körperfühlsphäre zeigt sich durch Sensibilitätslähmungen auf der Körpergegenseite.

Schläfenlappen (Temporallappen)

Hier befinden sich ein wichtiges Zentrum für das Sprachverständnis (Wernicke-Region) sowie das primäre und sekundäre Hörzentrum (Abb. 5). Ein Ausfall im Bereich des akustischen Primärzentrums führt zur Rindentaubheit. Ein »Ausfall des Wernickeschen Zentrums hat Unfähigkeit zur Deutung akustischer Signale bei erhaltenem Wahrnehmungsvermögen zur Folge. Gesprochene Sprache kann gehört, aber (wie eine Fremdsprache) nicht verstanden werden. In der Folge leidet auch die gesprochene Sprache, *sensorische Aphasie*« (Frick et al. 1992b, S. 368). In den unteren Anteilen des Schläfenlappens ist das limbische System lokalisiert. »Das limbische System greift in die Regulierung unbewußter vitaler Reaktionen und Verhaltensweisen ein, spielt aber auch bei der Integration angeborener (Nahrungsaufnahme, emotionales Verhalten, Sexualverhalten) und erlernter Verhaltensmuster eine Rolle. (...) In den Neuronenkreisen können Affektzustände durch Selbstinduktion gesteigert werden (Angstgefühle), zu abnormen Affektentladungen führen und Erregungen auf vegetative Funktionsbereiche (Atmung, Kreislauf) oder auf motorische Systeme (Krämpfe) übertragen werden« (S. 361 f.).

Hinterhauptslappen (Okzipitallappen)

Dieses Rindengebiet enthält die primäre Sehrinde, die Area striata, in der alle Seheindrücke verschaltet werden (Abb. 5). In der weiteren Umgebung befinden sich die sekundären Sehzentren für optische Erinnerungsbilder, die für das Speichern und Wiedererkennen wahrgenommener Eindrücke unentbehrlich sind. Ein »Ausfall des primären Sehzentrums führt zur Rindenblindheit. Die optischen Reflexe bleiben erhalten. Ausfall der übergeordneten optischen Gebiete [der Hirnrinde] dagegen führt zu Seelenblindheit, bei der zwar noch gesehen wird, das Gesehene aber nicht erkannt werden kann« (Frick et al. 1992b, S. 369).

Zusammenfassung: Das Großhirn stellt den größten Abschnitt des Gehirns beim Menschen dar und kann funktionell in verschiedene Regionen, die Hirnlappen, unterteilt werden. Diese ermöglichen dem Menschen auf höchst komplexe Weise ein bewußtes Erleben von seiner Innen- und der Außenwelt. Durch das Großhirn nimmt der Mensch eine besondere Position unter allen anderen Lebewesen ein: Als bewußtseins- und selbstbewußtseinsfähiges Lebewesen ist der Mensch nicht nur ein biologischer Organismus, sondern vor allem auch ein »personales Subjekt«, das denken, urteilen, fühlen, sprechen und sittlich handeln kann.

Gehirn und Bewußtsein

Zum Verstehen des schwer faßbaren Begriffs von »Bewußtsein« kann eine Unterscheidung zwischen qualitativem und quantitativem Bewußtsein sehr hilfreich sein.

Unter dem *qualitativen Bewußtsein* versteht man das inhaltliche Erleben, die »Bewußtheit« (zit. n. Stöhr 1990, S. 8). Konkret handelt es sich um Denken, Entscheiden, Kommunizieren, Handeln und so weiter, also um aktuelles Erleben. Nach den bisherigen Ausführungen würde man das inhaltliche Bewußtsein strukturell hauptsächlich in der Großhirnrinde lokalisieren. Zwar kann niemand sagen, wie das stofflich ausgedehnte Gehirn mit dem stofflich nicht faßbaren geistigen Erleben zusammenhängt. Aber gewiß ist, daß ohne die genannten intakten Gehirnstrukturen keinerlei bewußte Inhalte möglich sind.

Dem Rätsel des qualitativen Bewußtseins liegen drei Gesichtspunkte zugrunde, die der Philosoph Peter Bieri in folgender Weise zusammenfaßt:

»Erstens: Zwischen Erlebnissen und bestimmten physiologischen Prozessen gibt es eine Beziehung der Kovarianz: Sie verändern sich stets zusammen.

Zweitens gibt es eine asymmetrische Beziehung der Abhängigkeit: Das Erleben hängt vom physiologischen Geschehen ab, nicht umgekehrt.

Und drittens besteht – als Gegenstück dazu – eine asymmetrische Beziehung der Determination: Das physiologische Geschehen bestimmt das Erleben, nicht umgekehrt« (1992, S. 50).

Wie interagiert nun der Geist mit dem Gehirn? Wie kann man sich die komposite Einheit des Menschen aus Körper und Seele, aus Gehirn und Geist vorstellen? Durch eine Art »Fusion« aus Körper und Seele entsteht ein neues Seiendes, der Mensch, ohne die Verschiedenheit und Eigenart der substantiellen Bestandteile von Körper und Bewußtsein aufzuheben. Anders verhält es sich dort, wo eine mütterliche Eizelle und ein väterliches Spermium miteinander verschmelzen; bei dieser Form der Vereinheitlichung geht die ursprüngliche Verschiedenheit zugunsten der neuen Einheit völlig verloren. Im Gegensatz dazu läßt sich die Einheit eines Menschen etwa mit einer musikalischen Komposition vergleichen, in der die verschiedenen Töne in ihrer bestehenden Eigenart etwas völlig Neues hervorbringen, die Melodie. Dabei existiert der menschliche Geist niemals nur für sich und schon gar nicht unabhängig vom Leib, sondern immer nur als untrennbare Einheit von

Leib-Geist-Ganzem. Deshalb können auch alle personal-geistigen Vollzüge wie Denken und Entscheiden immer nur im Leib und durch den Leib ausgedrückt werden – soweit eben hierfür bestimmte materielle Strukturbedingungen vorhanden und somit geordnete neuronale Abläufe möglich sind. Diese körperliche Grundlage menschlich-personalen Bewußtseins aber bildet wiederum ausschließlich das Gehirn. Dies mag für die anstehende Diskussion genügen, da wir hier leider nicht tiefer in die Leib-Seele- beziehungsweise Gehirn-Geist-Problematik eindringen können.[9]

Demgegenüber meint das *quantitative Bewußtsein* nach Stöhr »keinen Erlebnisinhalt wie z. B. eine Vorstellung, ein Gefühl oder Gedanke – sondern eine dem Erlebnisraum zukommende Qualität von Wachheit und Helligkeit, die man am anschaulichsten mit der Helligkeit als Eigenschaft eines Raumes vergleichen kann. Bereits unter physiologischen Bedingungen gibt es nun unterschiedliche Intensitätsgrade der Bewußtseinshelligkeit von heller Wachheit bis zu müdem Dahindämmern« (1990, S. 7). In diesem Sinne ist das quantitative Bewußtsein die basale Voraussetzung, weil bei dessen Ausfall ein inhaltliches Erleben nicht möglich ist. Dem geistigen Erleben gehen Wachheit und Helligkeit voraus. So erscheint es zweckmäßig und sinnvoll, die tiefe Bewußtlosigkeit, also das »Koma nur als quantitativen Begriff zu definieren, der die besondere Tiefe einer Wachheits-(Vigilanz-) Minderung beschreibt« (Stöhr 1990, S. 9). Folglich wird mit der Feststellung des tiefen Komas im Rahmen der Hirntod-Diagnostik eine quantitative Bewußtseinsstörung erfaßt. Dem Bewußtseinsverlust liegen strukturelle oder funktionelle Schädigungen beider Großhirnhälften und der im Hirnstamm aufsteigenden Formatio reticularis zugrunde. Da Wachheit und Helligkeit die Grundvoraussetzungen für das qualitative Bewußtsein darstellen, kommt es im Zustand des irreversiblen Komas auch zum Ausfall des geistigen Erlebens, so daß der Begriff Bewußtsein sich im folgenden auf beide Aspekte bezieht.

---

9 Ausführliche Darstellungen des »Leib-Seele-Problems« finden sich bei Goller 1992, Söling 1995, Brüntrup 1996 und Metzinger 1996.

Fazit: »Bewußtsein« läßt sich untergliedern in quantitatives und qualitatives Bewußtsein. Das qualitative Bewußtsein bezeichnet die Erlebnisinhalte wie Denken und Fühlen und hat hauptsächlich mit dem neuronalen Netzwerk der Großhirnrinde zu tun. Dagegen beschreibt das quantitative Bewußtsein den Zustand der Wachheit und benötigt hauptsächlich die Strukturen der Formatio reticularis und anderer Hirnstammteile. Für bewußtes Erleben ist die Bewußtseinswachheit unabdingbar. Folglich sind inhaltliche Bewußtseinsleistungen, durch die ein Mensch als »personales Individuum« in Kommunikation mit seiner Umwelt tritt, Ausdruck einer integrativen Fähigkeit des gesamten Gehirns.

Resümee

Die Darlegung der anatomischen Gegebenheiten und neurobiologischen Zusammenhänge sind für eine sachliche Hirntod-Diskussion unentbehrlich. Es ist wichtig zu wissen, zu welchen Leistungen das menschliche Gehirn fähig ist und welche Gehirnfunktionen wir zum Leben benötigen. Vielleicht ist durch diese kurze Reise durch das Gehirn der Eindruck entstanden, daß das Gehirn lediglich eine Masse spezifischer Strukturen darstellt, die in stereotyper Weise nur ganz bestimmte Funktionen erfüllen. In Wirklichkeit verhält es sich ganz anders. Die Namen der einzelnen Gehirnabschnitte leiten sich lediglich von ihrem makroskopischen Aspekt ab und charakterisieren keine starren wirklichen Strukturen, sondern riesige informationsverarbeitende Systeme. »Das Gehirn ist im Grunde ein gigantisches Netzwerk von Verbindungen zwischen Nervenzellen« (Thompson 1996, S. 33). Hinter den Bezeichnungen verbergen sich Ansammlungen vieler tausend und Millionen von Neuronen, die auf höchst komplexe Weise für die Eigenschaften des Lebens und des Menschseins wichtig sind. Das Gehirn zeichnet sich durch eine unerreichbare Plastizität und Variabilität aus.

Das Gehirn kann hinsichtlich Aufbau und Funktion grob in Großhirn, Hirnstamm und Kleinhirn unterteilt werden. Die Kenntnis dieser Strukturen und ihrer prinzipiell unterschiedlichen Funktionen ist für die Feststellung des Hirntods entscheidend. Noch deutlicher wird dies bei der Besprechung der verschiedenen Konzepte des Teilhirntods. Der Hirnstamm (Verlängertes Mark, Brücke, Mittel- und Zwischenhirn) steuert die Funktionen des Zentralnervensystems, die mehr unbewußt und automatisch erfolgen. Hierzu zählen unter anderem die lebenswichtigen Grundfunktionen wie Atmung, Herz-Kreislauftätigkeit, Schlaf-Wach-Rhythmus, zentrale Blutdruckregulation und Bewußtseinswachheit.

Das Kleinhirn ermöglicht geregelte und kontrollierte Bewegungsabläufe im Raum und ist das wichtigste Koordinationssystem für die Aufrechterhaltung des Gleichgewichts.

Das Großhirn mit der Großhirnrinde stellt den jüngsten Entwicklungsabschnitt und den größten Teil des Gehirns beim Menschen dar. Es ist der Gehirnabschnitt, durch den sich der Mensch einem anderen Menschen mitteilen kann. Durch die intakte Hirnrinde können die über die Sinnesorgane aufgenommenen Reize ins Bewußtsein dringen und im Gedächtnis gespeichert werden. Auf diese Weise sind sie als Erinnerung jederzeit abrufbar und ermöglichen eine bewußte Motorik im weitesten Sinne. Den Sinnesqualitäten (Sehen, Hören, Tasten usw.), die durch die einzelnen Sinnesorgane aufgenommen werden, können jeweils einzelne Rindenfelder (z. B. der Hinterhauptslappen für das Sehen) zugeordnet werden. Die Hirnrinde wird auch als die notwendige Voraussetzung der »spezifisch menschlichen« Eigenschaften angesehen, weil sie für das qualitative Bewußtsein – Denken, Sprache, Fühlen, Entscheiden, sittliches Handeln – unersetzbar ist. Bewußtes Erleben ist jedoch ohne die ihm vorausgehende Bewußtseinswachheit (das quantitative Bewußtsein) der intakten Formatio reticularis im Hirnstamm nicht möglich.

Allerdings darf man beide Strukturen – Großhirn und Hirnstamm – keineswegs nur für sich, das heißt unabhängig voneinander betrachten.

»Es ist dabei sicherlich zutreffend, wenn das Großhirn als hauptsächliche Voraussetzung ›höherer‹ Hirnleistungen, wie des Denkens, Fühlens und der Sinneswahrnehmungen, angesehen wird. Andererseits zeigt die aktuelle Forschung, daß auch die zu Unrecht als ›niedrig‹ angesehenen Hirnregionen wie Hirnstamm und Kleinhirn durch vielfältige Verschaltungen an diesen Prozessen beteiligt sind. Sicherlich unzutreffend ist eine schematische Gleichsetzung des als ›Bewußtsein‹ bezeichneten Komplexes spezifisch menschlicher Funktionen mit dem Großhirn (Neocortex). Bewußtsein stellt eine integrative Leistung des gesamten Gehirnes dar – womit die Rechtmäßigkeit des Ganzhirntod-Kriteriums für den Tod des Menschen unterstrichen wird« (Schlake u. Roosen 1995, S. 18). Deshalb sollte eine »allzu schematische Gleichsetzung von Hirnstamm mit ›vegetativen Funktionen‹ und Großhirn mit kognitiven Bewußtseinsleistungen vermieden werden« (S. 20).

Der Hirntod in der Medizin

Definition und Bedeutung des Hirntods

In den Empfehlungen des Wissenschaftlichen Beirats der Bundesärztekammer zur Feststellung des Hirntods als Tod des Menschen heißt es:

»Der Hirntod wird definiert als Zustand der irreversibel erloschenen Gesamtfunktion des Großhirns, des Kleinhirns und des Hirnstamms. Dabei wird durch kontrollierte Beatmung die Herz- und Kreislauffunktion noch künstlich aufrechterhalten. (...) Mit dem Hirntod ist naturwissenschaftlich-medizinisch der Tod des Menschen festgestellt.«[10]

Es geht also um den vollständigen und bleibenden Ausfall der gesamten Hirnfunktionen, das heißt aller intrakraniellen (sich im Schädel befindlichen) Funktionen oberhalb des großen Hinterhauptslochs, der Ein- bzw. Austrittsöffnung des Rückenmarks (Foramen occipitale magnum) (Abb. 7). »Die Forderung eines Funktionsausfalls des gesamten Gehirns hat drei Konsequenzen:
1) Die Forderung, den Hirntod immer als Ganzhirntod zu verstehen, erteilt allen Teilhirntod-Konzepten, wie dem Großhirntod oder dem Hirnstammtod, eine eindeutige Absage.
2) Mit dem endgültigen Verlust der integrativen und regulatorischen Funktion des Gehirns geht die zentrale Steuerung elemen-

---

[10] Stellungnahme des Wissenschaftlichen Beirats der BÄK, Kriterien des Hirntodes, Dt. Ärztebl., 9. Mai 1997, Jahrgang 94.

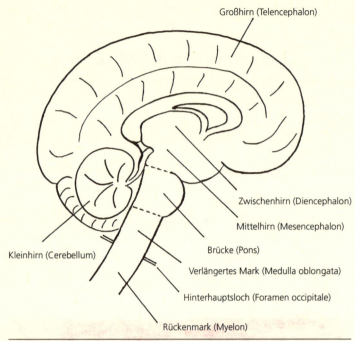

Abbildung 7: Grenze zwischen Gehirn und Rückenmark (skizziert)
Im Sagittalschnitt erkennt man den Übergang vom Verlängerten Mark (Medulla oblongata) zum Halsmark beim Austritt aus dem großen Hinterhauptsloch (Foramen occipitale magnum) als Übergang vom Gehirn zum Rückenmark. Damit markiert der Übergang die Grenze des Funktionsausfalls in der Hirntod-Diagnostik.

tarer Lebensvorgänge zu einem übergeordneten ganzheitlichen Organismus verloren.
3) Die Diagnose ›Hirntod‹ ist die Feststellung eines bereits eingetretenen Sachverhalts und ist daher keine prognostische Beurteilung« (Oduncu 1997, S. 681).

Pathophysiologie der Hirntod-Entwicklung

Das Gehirn fällt vollständig und endgültig aus, wenn
1) der Druck im Gehirnschädel den arteriellen Blutdruck übersteigt und dadurch die Hirndurchblutung zum Stillstand kommt, zum Beispiel durch ein Schädel-Hirn-Trauma, oder
2) die Sauerstoff-Versorgung des Hirngewebes für mehrere Minuten unterbrochen wird, zum Beispiel durch einen Herzstillstand.

Im ersten Fall liegt eine *primäre Hirnschädigung* vor: Das Gehirn wird direkt durch ein schädigendes Agens selbst zerstört. Am häufigsten liegen dem Hirntod schwere Schädel-Hirn-Verletzungen, Gehirntumore und Hirnblutungen zugrunde. Sind diese Schädigungen supratentoriell[11] lokalisiert, ist zuerst das Großhirn betroffen. Bei infratentoriellen Läsionen werden zunächst Kleinhirn und Hirnstamm geschädigt.

Im zweiten Fall spricht man von *sekundären Hirnschädigungen*: Diese entstehen indirekt, meistens auf dem Boden eines Sauerstoffmangels. Als Ursachen hierfür kommen ein Atem- und Herz-Kreislaufstillstand, zentrale Vergiftungen und Stoffwechselentgleisungen in Betracht.

Das Gehirn reagiert von allen Organen am schnellsten und empfindlichsten auf Sauerstoffmangel. Zunächst fallen die Funktionen des Gehirns aus, bei fortschreitender Sauerstoff-Minderversorgung kommt auch der Strukturstoffwechsel zum Erliegen. Das geschieht dadurch, daß die Gehirnzellen für die extrazelluläre Wasserflüssigkeit durchlässig werden. Sie schwellen an (Hirnödem) und gehen zugrunde. Eine Unterbrechung der Sauerstoffzufuhr, beispielsweise infolge eines Herzstillstands, führt bereits nach wenigen Sekunden zum Bewußtseinsverlust, dann zum sogenannten *Null-Linien-EEG*. Bei einem Durchblutungsstillstand von 3 bis 8 Minuten treten irreversible Schäden zunächst im Bereich der Großhirnrinde (Cortex) auf, nach 5 bis 10 Minuten folgt auch der Untergang des Hirn-

---

11 Der Ausdruck »supratentoriell« meint oberhalb des Tentoriums, einer Bindegewebsplatte, die Kleinhirn und Hirnstamm vom übrigen Gehirn trennt.

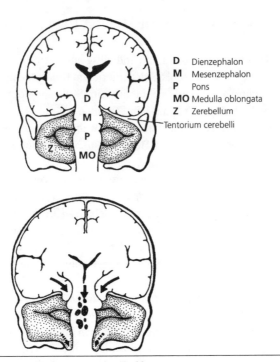

Abbildung 8: Mechanismen der Einklemmung
Oben: Normale Verhältnisse. Der supratentorielle wird vom infratentoriellen Raum durch das Tentorium cerebelli, das Kleinhirnzelt, getrennt. Das Tentorium cerebelli spart lediglich einen Schlitz für das Mittelhirn aus.
Unten: Diffuse supratentorielle Raumforderung. Bei der supratentoriellen Volumenzunahme werden zunächst äußere und innere Liquorräume (Reservoirräume, die mit Hirnwasser gefüllt sind) aufgebraucht. Danach verlagern sich Hirnteile gemäß dem Druckgradienten aus dem supratentoriellen in den infratentoriellen Raum. Das Mittelhirn verschiebt sich in Richtung des Tentoriumsschlitzes nach unten, wodurch das Mittelhirn komprimiert wird (Pfeile). Dieser Mechanismus führt zur Abknickung von hirnstamm-versorgenden Gefäßen, und es bilden sich hämorrhagische Infarkte im Zentrum des Hirnstamms.
Bei einer ausgeprägten Erhöhung des intrakraniellen Drucks kann zusätzlich eine Verlagerung der Kleinhirntonsillen in das Hinterhauptsloch (Foramen occipitale magnum) mit entsprechender Kompression der Medulla oblongata erfolgen (Pfeile). Durch den Durchblutungsstop in der Medulla resultiert ein Atem- und Kreislaufstillstand mit der Folge des Todes. (Mit freundlicher Genehmigung aus: Stöhr et al., Neurologische Syndrome in der Intensivmedizin. Stuttgart u. a., Kohlhammer 1990, S. 55)

stamms. Auch wenn die Ursachen einer primären oder sekundären Gehirnläsion sehr vielfältig sind, ist die Endstrecke dieser Vorgänge doch einheitlich. Aufgrund des Hirnödems resultiert eine Raumforderung, die sich wegen des knöchernen Gehirnschädels nicht beliebig weit ausdehnen kann. Anfangs kann die Raumforderung unter Verlagerung und Verschiebung der Hirnmassen in die vorbestehenden Liquorräume (das sind innere und äußere Reservoirräume, die mit Hirnwasser gefüllt sind) kompensiert werden. Im weiteren Verlauf kommt es zu einem massiven Anstieg des intrakraniellen Drucks, der nach Ausschöpfung der Reservoirräume schließlich das Gehirn in Richtung des Hinterhauptslochs verschiebt, einhergehend mit Einklemmungserscheinungen (Abb. 8). Liegt die Raumforderung im Bereich des Großhirns, resultiert eine »obere Einklemmung«, bei der supratentorielle Hirnteile und das Mittelhirn in den Tentoriumsschlitz (schlitzförmige Lücke des Kleinhirnzeltes) nach unten gedrängt werden. Dadurch wird die Blutversorgung abgeklemmt, was zu Hirninfarkten führt. Steigt der Hirndruck weiter an, kommt es durch weitere Verdrängungen schließlich zu einer »unteren Einklemmung«. Bei dieser Form wird der Hirnstamm zwischen den Tonsillen der beiden Kleinhirnhälften im großen knöchernen Hinterhauptsloch eingeklemmt. Durch den Durchblutungsstop in dieser Hirnregion fallen die vegetativen autonomen Nervenzentren von Atmung, Herzschlag und Kreislauf sowie alle Hirnstammreflexe aus (nach Kroiß u. Stöhr 1990, S. 54 ff.).

In der Regel erfolgt die Durchblutung der übrigen Organe im physiologischen Bereich auf »passivem Weg«, das heißt entsprechend einem systemischen Blutdruckgradienten: Das Blut fließt entsprechend einem Gefälle vom Ort des höheren Blutdrucks zum Ort niedrigerer Blutdruckwerte. Da der systemische Blutdruck des Körperkreislaufs mit durchschnittlich 120 mmHg weit über dem Blutdruck in den Organen liegt, nehmen die Organe passiv das Blut aus den zuführenden Blutgefäßen auf. Bei pathologisch ansteigenden Blutdruckwerten der Organe stoppt die Blutaufnahme. Dagegen besitzt das Gehirn (und zu einem gewissen Grad auch die Nieren) eine eigenständige Blutdruckregulation. Deswegen kann die Hirndurchblutung bis zu einem gewissen Hirndruckanstieg noch gewährleistet werden, weil gleichzeitig auch der arterielle systemische Mitteldruck hirngesteuert ansteigt. Erst wenn der Hirndruck den arteriellen Mitteldruck erreicht oder übersteigt, kommt es zu einem Totalinfarkt aller Hirngefäße mit einer kompletten Unterbrechung der Hirndurchblutung. Es folgt der unaufhaltsame und irreversible Hirnfunktionsausfall in der Totalnekrose des gesamten Organs, weshalb eine künstliche Rezirkulation des Gehirns funktionell bedeutungslos wäre. Den Durchblutungsstillstand kann man mit bildgebenden Verfahren wie Angiographie, Ultraschall und Perfusionsszintigraphie sichtbar machen (nach Schlake u. Roosen 1995, S. 24–27).

Wie wird der Hirntod festgestellt?

Entsprechend den Empfehlungen der Bundesärztekammer erfolgt hierzulande die Feststellung des Hirntods nach einem dreistufigen Diagnoseschema (Abb. 9):
1) Voraussetzungen,
2) Klinische Feststellung der fehlenden Hirnfunktionen und
3) Ergänzende Untersuchungen zur Bestätigung des endgültigen Hirnfunktionsausfalls (vgl. Wissenschaftlicher Beirat der Bundesärztekammer: Kriterien des Hirntods, a-d 1982, 1986, 1991, 1997).

1 Voraussetzungen

Im ersten Schritt zur Prüfung des eingetretenen Hirntods müssen zwei Grundvoraussetzungen sichergestellt werden: zum einen der zweifelsfreie Nachweis eines Gehirnschadens und zum anderen der Ausschluß eines reversiblen Ausfalls der Hirnfunktion.

Die erste Voraussetzung ist erfüllt, wenn das Gehirn durch eine primäre Läsion (Schädel-Hirn-Verletzungen, Hirnblutungen, Hirntumore) oder eine sekundäre Schädigung (infolge Herzstillstandes, Stoffwechselentgleisungen) einen Funktionsverlust erlitten hat. Zweitens müssen mögliche Ursachen eines reversiblen Hirnfunk-

Wie wird der Hirntod festgestellt?

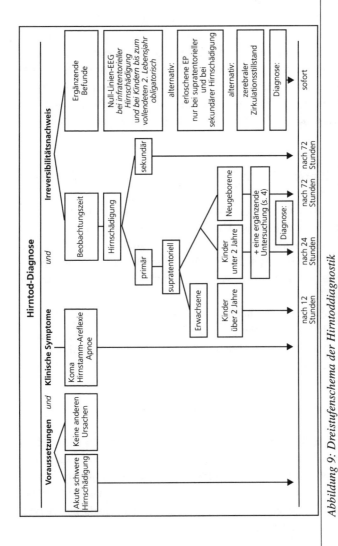

Abbildung 9: Dreistufenschema der Hirntoddiagnostik
(Mit freundlicher Genehmigung aus: Stellungnahme des Wissenschaftlichen Beirates der Bundesärztekammer, Kriterien des Hirntodes. Dt. Ärztebl., 1997, Jahrgang 94, S. 4)

tionsausfalls zweifelsfrei ausgeschlossen werden. Es gilt, jeden Patienten mit unklarer Bewußtlosigkeit bis zur endgültigen Klärung der zugrundeliegenden Ursache von der Hirntod-Diagnostik auszuschließen. Als Ursachen eines potentiell reversiblen Funktionsverlustes des Gehirns kommen in Frage: Medikamenteneinflüsse (z. B. barbiturathaltige Schlafmittel), Schockzustände, Unterkühlung, Gehirnentzündung (Enzephalitis), stoffwechselbedingte Komata (z. B. das diabetische Koma bei Patienten mit Zuckerkrankheit). Denn diese Zustände können einen irreversiblen Ausfall von Gehirnstrukturen imitieren und so den Hirntod vortäuschen.

2 Klinische Feststellung der fehlenden Hirnfunktionen

Ein vollständiges Versagen der genannten Gehirnbereiche wird durch das gleichzeitige Vorhandensein folgender klinischer Zeichen dokumentiert, die erstmals 1982 (zuletzt 1986, 1991 und 1997) vom Wissenschaftlichen Beirat der Bundesärztekammer zusammengestellt wurden. Ähnliche Empfehlungen gelten auch für andere Länder.
1) Tiefes Koma, das heißt tiefe Bewußtlosigkeit
2) Ausfall der Hirnstammreflexe (Hirnstammareflexie)
3) Ausfall der Vitalfunktionen des Hirnstamms: Ausfall der eigenen Atemtätigkeit und der zentralen Herz-Kreislaufregulation

2.1 Tiefes Koma

Ein tiefes Koma liegt vor, wenn der Patient keinerlei vom Gehirn abhängige Reaktion auf innere und äußere Reize zeigt. Es sind weder Laut- noch sprachliche Äußerungen noch irgendwelche gehirnabhängigen Bewegungsabläufe erkennbar. Selbst das Zufügen von stärksten Schmerzreizen ruft keine zentralen Reaktionen hervor. Dieser Zustand weist auf ein akut eingetretenes, lebensbedrohliches Ereignis hin und zwingt zu einer raschen Diagnostik der zugrundeliegenden Erkrankung. Akute Hirnschädigungen gehen in Abhängigkeit von der Lokalisation und Ausdehnung des Prozesses mit verschiedenen Symptomen einher, wobei das Leitsymptom »Koma« die Bedrohlichkeit der Situation anzeigt; auch wenn nicht jede Hirnschädigung mit einem Bewußtseinsverlust einhergeht. »Generell gilt, daß nur diffuse zerebrale Prozesse oder mittellinien-nahe Hirnstammprozesse, welche die zwischen Brücke und Zwischenhirn aufsteigende Formatio reticularis einbeziehen, das Bewußtsein beeinträchtigen« (Stöhr 1990, S. 3).

Pathophysiologie der Bewußtseinstrübungen

»Die Aufrechterhaltung der Helligkeit und Wachheit des Bewußtseins ist an die Intaktheit beider Großhirnhemisphären und des im Hirnstamm aufsteigenden retikulären aktivierenden Systems gebunden. Die Weckwirkung der aszendierenden Formatio reticularis und die Weckbarkeit des Großhirns sind Voraussetzungen für bewußtes Erleben« (Stöhr 1990, S. 7 f.).

Bewußtseinstrübungen entstehen demnach durch strukturelle und funktionelle Läsionen in den genannten Gehirnarealen auf dem Boden akut eintretender Hirnschädigungen. Ihnen liegt eine »pathologische Abnahme der Bewußtseinshelligkeit« zugrunde, die abhängig vom Ausmaß der Störung zum Beispiel im Zustand des Hirntods vollständig erloschen sein kann (Stöhr 1990, S. 7 f.). Während im Hirnstamm bereits ein kleiner lokal umschriebener Defekt im Bereich der aufsteigenden aktivierenden Formatio reticularis ein Koma verursachen kann, müssen hierzu im Bereich des Großhirns diffuse bilaterale Läsionen vorhanden sein.

Schweregrade von Bewußtseinstrübungen

Die Ursachen von quantitativen Bewußtseinstrübungen sind sehr vielfältig (siehe primäre und sekundäre Hirnläsionen). Tritt einmal eine Bewußtseinstrübung ein, nimmt sie einen einheitlichen charakteristischen Verlauf, unabhängig von der jeweiligen Schädigung. Es kommt zu einer graduellen Abnahme der Helligkeit und Wachheit des Bewußtseins. Hierbei sind verschiedene Stufen von außen erkennbar, die je nach Schweregrad von Somnolenz über Sopor bis hin zum tiefen Koma, das heißt vollständiger Bewußtlosigkeit mit dem Erlöschen jeglichen bewußten Erlebens, reichen.

»Das Maß für den Grad der Bewußtseinstrübung ist die Erweckbarkeit, d. h. die Stärke des benötigten Außenreizes, um die Zuwendung des Patienten zu erlangen« (Stöhr 1990, S. 9).

Somnolenz

Somnolenz stellt die einfachste Form der pathologischen Bewußtseinstrübung dar. Sie gleicht der Schläfrigkeit eines Gesunden im Zustand starker Müdigkeit und ist von daher bisweilen schwierig zu erkennen. Im Unterschied zur physiologischen Müdigkeit fehlt der Somnolenz eine physiologische Ursache. »Somnolenz kann somit als pathologische Schläfrigkeit definiert werden. Diese äußert sich vom Erscheinungsbild her mit Aspontaneität, Desinteresse an den Vorgängen der Umgebung, psychomotorischer Verlangsamung und erhöhter Schlafneigung« (Stöhr 1990, S. 9). Somnolente dämmern vor sich hin, sind aber jederzeit weckbar. Sie zeichnen sich dadurch aus, daß sie sich auf lautes Ansprechen zur Reizquelle hin, also zielgerichtet, zuwenden und einfache Fragen adäquat beantworten können. Dagegen können differenziertere Aufgaben nicht durchgeführt werden. Die Orientierung ist insgesamt stark beeinträchtigt, potentiell einhergehend mit Sinnestäuschungen, vor allem optischen Halluzinationen, sowie Situations- und Personenverkennungen.

Sopor

Ein soporöser Bewußtseinszustand ist in jedem Fall pathologisch und kommt beim Gesunden nicht vor. Soporöse Patienten liegen in der Regel bewegungs- und teilnahmslos da, können jedoch durch lautes Anreden oder andere starke Außenreize geweckt werden. Ihre Bewegungen sind ohne jede Intention und Ziel, eine aktive Zuwendung ist nicht möglich. »Insgesamt sind soporöse Zustände durch eine erhaltene Erweckbarkeit, aber fehlende verbale Kommunikationsmöglichkeiten definiert« (Stöhr 1990, S. 10). Unter »erhaltener Erweckbarkeit« versteht man, daß ein Patient erweckbar und damit nicht mehr bewußtlos ist, wenn er spontan oder durch äußere Reize eine Öffnung der Augen oder eine motorische Zuwendung zeigt.

Koma

Der Begriff *Koma* stammt aus dem Griechischen (tiefer, fester Schlaf) und stellt den schwersten Grad quantitativer Bewußtseinsstörung dar. Komatöse Patienten sind bewußtlos. Es sind keine bewußten Aktionen auf innere Reize oder Reaktionen auf äußere Reize erkennbar, und die Augen sind geschlossen. Das Koma wird üblicherweise in Schweregrade unterteilt, wobei man mit Stöhr festhalten muß:

»Genaugenommen wird nämlich nicht der Zustand der Bewußtlosigkeit gradiert: bewußtlos ist bewußtlos. Bewußtlosigkeit stellt wie die absolute Finsternis eines Raumes etwas nicht weiter Unterteilbares dar. Vielmehr wird die Schwere der das Koma bedingenden Hirnfunktionsstörung durch Prüfung andersartiger zentralnervöser Leistungen ermittelt. Dadurch gelingt einerseits eine bessere prognostische Einschätzung, andererseits läßt sich die Verlaufsdynamik des Prozesses genauer erfassen. Da solche Verlaufsuntersuchungen rasch durchführbar sein müssen, erscheint es uns am günstigsten, hierfür ausschließlich das motorische Reaktionsmuster auf Schmerzreize zu verwenden. (...) Selbstverständlich muß dabei auf sensomotorische Ausfallerscheinungen geachtet werden, jedoch ist ein Ausfall des Schmerzempfindens und/oder der Bewegungsfähigkeit sowohl im Gesicht als auch an sämtlichen Extremitäten selten, so daß sich dieses Verfahren bewährt hat. Im Zweifelsfall müssen zusätzlich visuelle und/oder akustische Stimuli (starke Lichtquelle bzw. lautes Rufen) verwendet werden, die zwar bei vielen komatösen Zustandsbildern früher unwirksam werden (...) als Schmerzreize, aber bei Alkohol- und Medikamentenintoxikationen länger persistieren. (...) Bei fehlender Reaktion sind die Reize wiederholt zu applizieren, da eine repetitive Reizung geeignet ist, das Vigilanzniveau anzuheben« (Stöhr 1990, S. 10).

Anhand des Reaktionsmusters auf äußerlich zugeführte Schmerzreize wird das Koma, besser: die das Koma bedingende Hirnschädigung, in vier Stufen unterteilt (Tab. 1): »Erfolgt auf Schmerzreize eine gezielte Abwehrreaktion mit dem Versuch einer Beseitigung der Reizquelle bzw. einer Entfernung des gereizten

Tabelle 1: Einschätzung der Tiefe einer Bewußtseinstrübung

Bewußtseinsstörung	Reaktion auf äußere Reize
Somnolenz	Der Patient ist ansprechbar und bedingt kooperativ. Sich selbst überlassen wirkt er apathisch und schläfrig, teilweise im Wechsel mit motorischer Unruhe und Umtriebigkeit.
Sopor	Der Patient befindet sich ständig in einem schlafähnlichen Zustand und kann durch lautes Rufen oder sonstige stärkere Außenreize nur kurz erweckt werden.
Koma	Der Patient ist auch durch starke Außenreize nicht erweckbar, so daß keinerlei Kontakt mit ihm herzustellen ist. Die Augen sind geschlossen.
Grad I	Auf Schmerzreize gezielte Abwehrbewegungen.
Grad II	Auf Schmerzreize ungezielte Abwehrbewegungen oder ineffektive Entfernung des gereizten Körperabschnitts vom Reiz.
Grad III	Keine Abwehrbewegungen, aber stereotype reizinduzierte Automatismen (wie z. B. Beuge- oder Streck-Krämpfe).
Grad IV	Fehlende motorische Reaktion auf Schmerzreize.

(nach: Stöhr et al., Neurologische Syndrome in der Intensivmedizin. Stuttgart, Kohlhammer, 1990, S. 4)

Körperabschnitts von dieser, so liegt ein *Komastadium I* vor. Im *Stadium II* sind die Abwehrbewegungen ungezielt und ineffektiv und beschränken sich z. B. auf ein Grimassieren, auf Wälzbewegungen oder auf ungerichtete Gliedmaßenbewegungen. Führen alle oder einzelne applizierte Reize nur noch zu Bewegungsstereotypien – wie Beuge- und Streckkrämpfe –, dann ist das *Stadium III* erreicht, und im *Stadium IV* erlischt jegliche motorische Schmerzreaktion« (Stöhr 1990, S. 11).

2.2 Hirnstammareflexie

Bei einer Hirnstammareflexie sind sämtliche Reflexe, die in den Nervenkernen des Hirnstamms verschaltet sind, ausgefallen. Der Ausfall wird durch insgesamt fünf verschiedene Reflexmuster geprüft, die jeweils unterschiedliche Funktionen auf verschiedenen anatomischen Ebenen des Hirnstamms anzeigen. Geprüft werden der Reihe nach: der Pupillenreflex, der Hornhautreflex, der okulo-zephale Reflex (alternativ oder zusätzlich der kalorische Vestibularis-Reflex), der Husten- und Würgereflex und die Schmerzreaktion im Gesicht.

Pupillenreflex

Unter dem Pupillenreflex versteht man die Reaktion der Pupillen auf einen äußeren Lichtreiz. Beim Gesunden sind die Pupillen unter normalen Bedingungen rund und gleich mittelweit. Auf einen äußeren Lichteinfall verengen sie sich prompt und seitengleich, das heißt sowohl auf der belichteten Seite (direkte Lichtreaktion) als auch auf der Gegenseite (indirekte Lichtreaktion). Dieses Reflexmuster kommt dadurch zustande, daß der Lichtreiz auf die Pupille trifft, von dort in die Retina (Augennetzhaut) gelangt, wo er in chemische Signale verarbeitet wird und anschließend vom Sehnerv aufgenommen und zum Gehirn weitergeleitet wird. Auf Mittelhirnebene wird der Lichtreiz in den entsprechenden Nervenzellverbänden (Nervenkernen) komplex verschaltet, wodurch der zuständige innere Augenmuskel zur Verengung der Pupillen veranlaßt wird. Diese fein abgestimmte Verschaltung ist im Zustand des Hirntods aufgehoben, und es fehlen beidseits die direkte und indirekte Lichtreaktion. Die Pupillen sind jetzt weitgestellt und starr, häufig auch anisokor (ungleich weit) und entrundet. Zur Prüfung der Pupillomotorik benötigt man lediglich eine geeignete Lichtquelle (z. B. Taschenlampe), womit der Zustand des Patienten fortlaufend und einfach überwacht werden kann. Da einige Medikamente (Augentropfen, Atropin) einen Ausfall des Pupillen-Lichtreflexes vortäuschen können, müssen diese ausreichend lange vor der Prüfung abgesetzt werden. Ferner kann man gelegentlich das sehr seltene Phänomen der »postmortalen Pupillenverengung« beobachten: »Die Iris fällt infolge des Flüssigkeitsverlustes aus dem Auge zurück« (Angstwurm 1990, S. 116). Dieses Phänomen stellt allerdings eine späte Leichenerscheinung dar.

Hornhautreflex

Fährt man mit einem Gegenstand, zum Beispiel mit einem Wattetupfer, über die Hornhaut eines Gesunden, wird unwillkürlich ein Zusammenschluß von Ober- und Unterlid ausgelöst (Schutzreflex). Beim Hirntoten bleibt diese Reaktion aus. Der Hornhautreflex (Kornealreflex) ist in der Brücke zwischen zwei Hirnnervenkernen (Trigeminus- und Fazialisnerven) verschaltet. Je schwerer das Koma ist, desto schwächer ist der Kornealreflex, der noch lange Zeit erhalten bleibt und erst sehr spät zum Erliegen kommt. Der Nachweis eines beidseitigen sicheren Ausfalls gilt als prognostisch ernstes Zeichen. (Kroiß u. Stöhr 1990, S. 59; vgl. auch Schlake u. Roosen 1995, S. 30).

Okulo-zephaler Reflex

Wenn man bei einem Gesunden den Kopf rasch in eine vertikale oder horizontale Richtung bewegt, bewegen sich seine Augen genau in die entgegengesetzte Richtung: Sie behalten ihre ursprüngliche Blickrichtung im Raum bei und kehren erst langsam in die Mittelstellung zurück. Beim Hirntoten dagegen verbleiben sie starr in ihrer Ausgangsposition (Abb. 10) (Brandt u. Dieterich 1990, S. 150 ff.). Dabei erinnert der starre Blick an den Gesichtsausdruck einer Puppe und wird deswegen auch als »Puppenkopfphänomen« bezeichnet. Diesem Reflex liegt eine Verschaltung verschiedener Hirnnervenkerne, hier Augenmuskelnerven und Gleichgewichtsnerven, zwischen Medulla, Brücke und Mittelhirn, zugrunde. Seine Prüfung ist ohne jegliche Hilfsmittel einfach, schnell und jederzeit durchführbar (Schlake u. Roosen 1995, S. 29; Brandt u. Dieterich 1990, S. 149 ff.).

Kalorischer Vestibularis-Reflex

Alternativ oder zusätzlich zum okulo-zephalen Reflex kann die Prüfung des kalorischen Vestibularis-Reflexes durchgeführt werden. Hierbei erfolgt eine Kaltspülung der äußeren Gehörgänge (30°C oder Eiswasser) bei angehobenem Kopf (mit einem Winkel von 30° gegenüber der Horizontalen). Eine einseitige Kaltspülung führt beim Gesunden zu einer schnellen Augenbewegung zur

Okulo-zephaler Reflex
horizontal

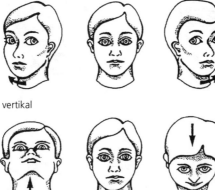

vertikal

Okulo-zephaler Reflex
horizontal

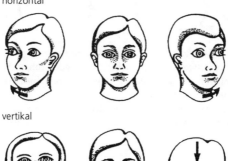

vertikal

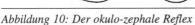

Abbildung 10: Der okulo-zephale Reflex
Oben: Sind die Hirnstammfunktionen intakt, so werden durch Kopfdrehungen um die horizontale oder vertikale Achse kompensatorische horizontale oder vertikale Augenbewegungen in die entgegengesetzte Richtung ausgelöst.
Unten: Beim Hirntoten dagegen verbleiben Augen starr in ihrer Ausgangsposition (»Puppenkopf-Phänomen«) (aus: Stöhr et al., Neurologische Syndrome in der Intensivmedizin. Stuttgart, Kohlhammer, 1990, S. 148–150).

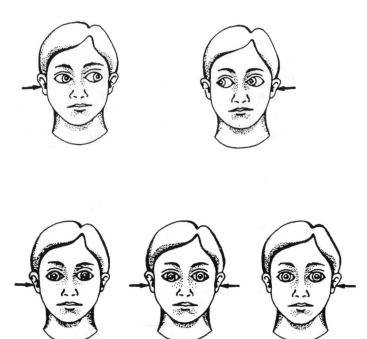

Abbildung 11: Der kalorische Vestibularis-Reflex
Oben: Eine einseitige Kaltspülung beim Gesunden führt zu schnellen Augenbewegungen zur Gegenseite (Nystagmus) von 2 bis 3 Minuten Dauer. (Pfeile geben die Spülseite an).
Unten: Diese Reaktion fehlt beim Hirntoten (aus: Stöhr et al., Neurologische Syndrome in der Intensivmedizin. Stuttgart, Kohlhammer, 1990, S. 150–152).

Gegenseite (Nystagmus) von 2 bis 3 Minuten Dauer. Bei einem bewußtlosen, noch lebenden Patienten tritt kein Nystagmus auf, sondern eine langsame Augenbewegung zum gespülten Ohr, bei doppelseitiger Kaltspülung beobachtet man vertikale Augenbewegungen nach unten. Beim Hirntoten fehlt jede Reaktion (Abb. 11). Die Reflexbahn umfaßt Medulla, Brücke und Mittelhirn und entspricht damit der okulo-zephalen Reflexbahn. Aus diesem Grund ist der vestibulo-okuläre Reflex nach den Empfehlungen der Bundesärztekammer nur eine mögliche Zusatzuntersuchung.

Husten- und Würgereflex

Der Würgereflex läßt sich beim Gesunden und auch beim bewußtlosen, nicht-hirntoten Patienten auslösen, indem man mit einem Gegenstand die Rachenhinterwand reizt. Beim Hirntoten ist eine Würgereaktion nicht auslösbar. Da alle Patienten, bei denen eine Hirntod-Diagnostik durchgeführt wird, intubiert sind, wird der Hustenreflex entweder durch Hin- und Herschieben des Beatmungsschlauches in der Luftröhre oder während des Absaugens von Sekret durch Stimulation mit einem Plastik-Katheter geprüft. Der Reflex erlischt erst bei fortgeschrittenem Stadium einer Läsion der Nervenkerne im Bereich der Medulla (Kroiß u. Stöhr 1990, S. 59; Schlake u. Roosen 1995, S. 31).

Schmerzreaktion im Gesicht

Das Zufügen von Schmerzreizen im Gesicht wird vom Gesunden im allgemeinen als sehr unangenehm empfunden. Hierbei kommt es zu Muskelzuckungen und Abwehrreaktionen, die beim Hirntoten vollständig fehlen. Die Schmerzreize der Gesichtshaut werden über den Gesichtsnerven (Trigeminusnerv) zum zuständigen Kerngebiet im Hirnstamm fortgeleitet und auf motorische Kerne der Gesichtsmuskulatur übertragen. Da nur die Schmerzreize im Gesicht zentral verschaltet werden, können Schmerzreize in anderen Körperregionen nicht zur Hirntod-Diagnostik herangezogen werden, da letztere lediglich zum Rückenmark geleitet und dort zu einer Reizantwort verschaltet werden. Im Fall des Hirntods sind alle Zuflüsse und Verbindungen zwischen der Körperperipherie und dem Versorgungsgebiet der Hirnnerven unterbrochen, so daß Schmerzreize im Gesicht keinerlei periphere motorische Muskeläußerungen etwa in den Armen oder Beinen hervorrufen (Schlake u. Roosen 1995, S. 30).

Zusätzliche klinische Untersuchungen

Zusätzlich zu den dargestellten Untersuchungen zur Feststellung der klinischen Zeichen des Hirntods gibt es weitere Verfahren. Zwar sind diese nicht in den offiziellen Empfehlungen der Bundesärztekammer enthalten, aber ihre Durchführung ist einfach und bietet zusätzliche Sicherheit in der Hirntod-Diagnostik.

Sie sollten deswegen als ergänzende klinische Untersuchungen eingesetzt werden. Dazu gehören der Bulbovagalreflex, der bereits beschriebene vestibulo-okuläre Reflex und der Atropin-Test.

Bulbovagalreflex. Beim Gesunden wird durch Druck auf die beiden Augäpfel (Bulbi) das Kerngebiet des Vagusnerven erregt; es kommt zu einer vorübergehenden Verlangsamung der Herzfrequenz (Pulsverlangsamung). Beim Hirntoten bleibt dieser Effekt aus.

Atropin-Test. Atropin ist ein Pharmakon, das über einen kompetitiven Antagonismus des Parasymphatikus zu einer Frequenzsteigerung des Herzens führt. Der Test funktioniert nur, wenn die dafür zuständigen parasymphatischen Vaguskerne im unteren Hirnstamm intakt sind. Als positive Reaktion gilt ein Pulsanstieg um 20–30 Schläge/min oder um ein Drittel des Ausgangswertes. Im Fall des Hirntods bleibt dieser Effekt aus, da die Kerngebiete zerstört sind (Angstwurm 1990, S. 115). Der Test ist einfach und zuverlässig durchführbar.

Die Prüfung der Hirnstammreflexe kann auf sehr einfache Weise schnell und ohne besondere Hilfsmittel durchgeführt werden. Damit kann der klinische Zustand des Patienten zuverlässig im Verlauf kontrolliert werden. Durch die hohe Reproduzierbarkeit der Tests ist ihre Anwendung in der Hirntod-Diagnostik unbestritten. Dabei gilt es zu beachten: »Nur der gleichzeitige und beidseitige Ausfall aller Hirnstammreflexe kann – bei Erfüllung der übrigen Hirntod-Kriterien – als beweisend für den Hirntod angesehen werden. Ist auch nur einer dieser Reflexe (auf einer Seite) vorhanden, kann der Hirntod nicht festgestellt werden. Die Untersuchung muß dann vollständig zu einem späteren Zeitpunkt wiederholt werden« (Schlake u. Roosen 1995, S. 31). Für manche Autoren geht der Nachweis einer vollständigen Hirnstammareflexie zu weit: Nach Kurthen et al. (1989b, S. 484) sei es nicht einsichtig, wenn bei Vorliegen der übrigen klinischen Zeichen das Fehlen oder das Vorhandensein eines einzelnen Hirnstammreflexes, z. B. des Okulo-zephalreflexes, darüber entscheide, ob ein Mensch als personales Individuum für tot oder noch lebendig erklärt werden soll. Sie stützen ihre Position mit dem Argument, daß die Hirnstammreflexe für sich gesehen nicht lebensnotwendig seien. Dem ist entgegenzuhalten, daß eine Überprüfung ihres Vorhanden- oder Nichtvorhandenseins nicht das Lebendigsein des betroffenen Patienten beurteilt. Vielmehr geht es hierbei darum, mit diesen Reflexen in ihrer Gesamtheit und Zusammenschau den Funktionszustand des Hirnstamms differenziert auf verschiedenen anatomischen Ebenen zu dokumentieren. Mit den fünf zu prüfenden Reflexmustern wird auch nicht der gesamte Hirnstamm in seiner Komplexität erfaßt. Aber mit dem Vorliegen einer vollständigen Hirnstammareflexie sind Rückschlüsse auf Endgültigkeit des Hirnfunktionsausfalls wissenschaftlich hinreichend begründet. Durch eine Verlaufsbeobachtung des Zustands des Patienten muß sichergestellt werden, daß der Patient »keine an das Gehirn gebundene motorische Aktivität« mehr aufweist (Stöhr et al. 1991, S. 221). Dagegen ist eine rein spinale Reflexaktivität noch im Hirntod möglich. Dabei handelt es sich um spontane oder induzierte Beuge- und Streckreflexe bis hin zu komplexeren Bewegungsmustern der Extremitäten. Auf Besonderheiten wird in späteren Kapiteln ausführlicher eingegangen.

2.3 Ausfall der Vitalfunktionen des Hirnstamms: Atem- und Herz-Kreislaufstillstand

Im Zustand des Hirntods fehlen die Vitalfunktionen des Hirnstamms, nämlich die eigene (Spontan-) Atmung, die Steuerung der Herz-Kreislauftätigkeit, der zirkadianen Temperatur, der inneren Drüsen, des Salz-Wasserhaushalts sowie die Regulation des Schlaf-Wach-Rhythmus, der Bewußtseinswachheit und -helligkeit und die zentrale Blutdruckregulation. Das Atemzentrum ist im Verlängerten Mark (Medulla oblongata), am Übergang vom Rückenmark zum Gehirn lokalisiert. Eine Schädigung der Nervenkerne in diesem Bereich führt zum Stillstand der Eigenatmung (Apnoe). Einen Atemstillstand außerhalb der Intensivstation kann man an einem Verlust der atemsynchronen Hebung und Senkung von Brustkorb und Bauch erkennen. Allerdings liefert diese Beobachtung nur einen groborientierenden Hinweis auf das mögliche Vorliegen eines Atemstillstands, der durch den *Apnoe-Test* bestätigt werden

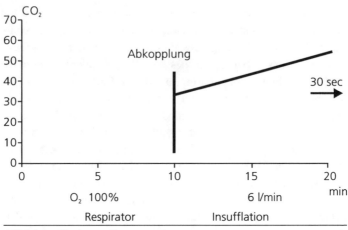

Abbildung 12: Apnoe-Test
Der Patient wird 10 Minuten lang mit 100 % Sauerstoff beatmet. Danach wird der Gasaustausch reduziert. Ein Ausfall der Spontanatmung liegt vor, wenn nach Abschalten des Beatmungsgeräts (Respirator) die Spontanatmung nach 30 Sekunden immer noch sistiert. (Mit freundlicher Genehmigung aus: Fassbinder et al., Ethik und Organtransplantation. Sonderdruck des Arbeitskreises Organspende. Neu-Isenburg, 1989, S. 31)

muß (Abb. 12): Die Apnoe ist definiert als fehlender Atemantrieb trotz dazu ausreichendem $paCO_2$, dessen Wert von der Bundesärztekammer mit 60 mmHg festgelegt ist. Der Apnoe-Test wird auf folgende Weise durchgeführt: Zunächst wird der Patient 10 bis 20 Minuten lang mit 100 % Sauerstoff beatmet. Danach wird der Gasaustausch stark reduziert, so daß der nicht-ausgeatmete Kohlendioxid-Gehalt ($paCO_2$) im Blut zunimmt. Erreicht dieser einen Wert von 60 mmHg oder mehr (Normalwert 40 mmHg), wird der Atemantrieb in der Medulla maximal aktiviert. Danach wird das Beatmungsgerät abgeschaltet und die spontane Atemtätigkeit des Patienten beobachtet. Wenn keine Spontanatmung einsetzt, ist ein Verlust der Fähigkeit zur Eigenatmung sichergestellt.

Der Apnoe-Test ist das wichtigste Verfahren zur Feststellung des Atemstillstands und wird deshalb nach den Richtlinien der Bundesärztekammer als unbedingt notwendig angesehen. Bei den früheren Verfahren wurde die Beatmungsmaschine (Respirator) für kurze Zeit ausgeschaltet und die Eigenatmung des Patienten etwa durch atemsynchrone Brustkorbbewegungen abgewartet. Diese subjektive und für den Patienten nicht ungefährliche Untersuchung wurde mit der Einführung des Apnoe-Tests hinfällig. Allerdings sollte der Apnoe-Test erst am Ende der übrigen klinischen Untersuchungen erfolgen, wenn die Befunde die Annahme des Hirntods sehr wahrscheinlich machen, um keine unnötige Gefährdung des Patienten zu riskieren.

3 Ergänzende Untersuchungen zur Bestätigung des endgültigen Hirnfunktionsausfalls

Der Nachweis der Irreversibilität des Hirnfunktionsausfalls läßt sich nicht unmittelbar durchführen, sondern wird auf zweierlei Weise erbracht: Entweder durch eine Wiederholung des klinischen Untersuchungsbefunds, der nach bestimmten Beobachtungszeiten jeweils durch dasselbe Ergebnis bestätigt wird. Oder es werden apparative Zusatzuntersuchungen eingesetzt, »die eine so schwere Hirnschädigung belegen, daß sie dadurch eine Erholung der fehlenden Hirnfunktion ausschließen« (Angstwurm 1990, S. 116). Die beiden Verfahrensweisen besitzen die gleiche Sicherheit. Festgelegte Mindestbeobachtungszeiten gelten vor allem dann, wenn keine apparativen Untersuchungen durchgeführt werden, und betragen beim Erwachsenen mit primären Hirnschäden 12 Stunden. Bei der Anwendung von Geräte-Untersuchungen kann man prinzipiell zwischen zwei Verfahrensweisen unterscheiden: (1) Verfahren zum Nachweis des zerebralen Durchblutungsstillstands und (2) Verfahren zum Nachweis der erloschenen bioelektrischen Aktivität des Gehirns. Da die Methoden ihre jeweiligen Fehlerquellen und Grenzen haben, erfordert der Umgang mit ihnen in hohem Maß die Sachkenntnis und das Verantwortungsbewußtsein der untersuchenden Ärzte. Zur Überprüfung der klinischen Befunde werden die entsprechenden apparativen Aufzeichnungen dokumentiert und für eine lange Zeit aufbewahrt. Da solche Untersuchungen zunehmend angewandt werden, um nicht zuletzt auch die sonst erforderliche Wartezeit zu verkürzen, soll im folgenden eine kritische Wertung der genannten Verfahren erfolgen.

3.1 Verfahren zum Nachweis des zerebralen Zirkulationsstillstands

In Tierexperimenten kann gezeigt werden, daß im allgemeinen eine Unterbrechung der Blutzufuhr mit folgendem Sauerstoffmangel nach mehreren Minuten unweigerlich zu einem Totaluntergang des Gehirns führt (vgl. Hirsch et al. 1957 u. 1968). Analog kommt es beim Menschen zu schweren Gehirnschädigungen, wenn die Blutversorgung für längere Zeit sistiert, ohne daß man eine scharfe Grenze angeben könnte (Brierley et al. 1973). Gestützt auf diese Daten kann ein länger bestehender Ausfall der Gehirnperfusion den sicheren Organtod des Gehirns anzeigen[12].

Zerebrale Angiographie

Die Angiographie ist eine Röntgenkontrastdarstellung aller hirnversorgenden Arterien: die beidseitige Darstellung der inneren Hals- und der Wirbelschlagadern (Arteriae carotides communes und Arteriae vertebrales). Dabei wird ein jodhaltiges Kontrastmittel verabreicht. Während beim gesunden Menschen radiologisch alle Äste der äußeren und inneren Halsschlagadern dargestellt werden, zeigt der Befund im Hirntod deutlich den abrupten Abbruch aller darstellbaren intrazerebralen Hirnarterien (Abb. 13) (vgl. van Bunnen et al. 1989; Ingvar 1971; Müller et al. 1986).

Lange Zeit galt die Angiographie als die aussagekräftigste Methode, um die Unterbrechung des gesamten Hirnkreislaufs nachzuweisen. Jedoch ist das Verfahren nicht ganz ungefährlich. Für den Patienten können Nebenwirkungen in Form eines allergischen

---

[12] Von der Schweizerischen Akademie der Medizinischen Wissenschaften wird eine Zeit von 30 Minuten angegeben: Wenn ein Ausfall der Gehirndurchblutung länger als 30 Minuten anhält, wird vom Totaluntergang des menschlichen Gehirns ausgegangen. Auch der Wissenschaftliche Beirat der Deutschen Bundesärztekammer verlangt für die beiden dopplersonographischen Untersuchungen einen Abstand von wenigstens 30 Minuten zum Nachweis der Irreversibilität des Hirnfunktionsausfalls.

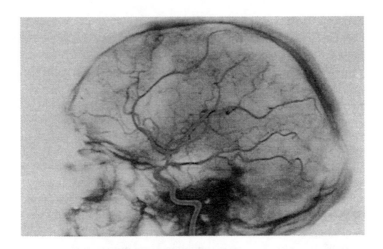

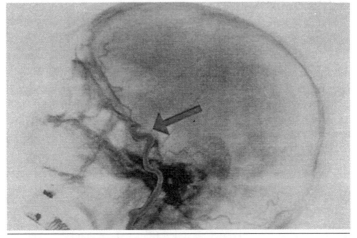

Abbildung 13: Angiographie der Hirngefäße
Oben: Normalbefund unter Darstellung aller Äste der äußeren und inneren Halsschlagader.
Unten: Im Hirntod stellen sich nur die Äste der äußeren Halsschlagader (A. carotis externa) dar, welche unter anderem die Gesichtsweichteile versorgt. Der Blutfluß in der inneren Halsschlagader (A. carotis interna; Pfeil) und der Wirbelarterie (A. vertebralis) ist beim Eintritt in die Schädelhöhle unterbrochen. (Mit freundlicher Genehmigung aus: Schlake u. Roosen, Der Hirntod als Tod des Menschen. Dt. Stiftung Organtransplantation, Neu-Isenburg, 1995, S. 41)

Schocks durch das jodhaltige Kontrastmittel auftreten. Vor allem aber besteht Unklarheit darüber, ob die hohen Gaben des Kontrastmittels die gestörte Blut-Hirn-Schranke[13] nicht zusätzlich schädigen. Ferner können Blutungen an der Injektionsstelle oft nicht vermieden werden. Für eine Untersuchung außerhalb der Intensivstation muß der Patient transportiert und flachgelagert werden, was eine mögliche Gefährdung für den Patienten mit sich bringt.

Ultraschall-Untersuchungen

Im Gegensatz zur Angiographie stellt die transkranielle Dopplersonographie (TCD) ein nicht-invasives Untersuchungsverfahren mit vergleichbarer Sicherheit dar, das beliebig oft wiederholt werden kann. Zum Nachweis des zerebralen Zirkulationsstillstands werden die extra- und intrakraniellen Hirnarterien nach den von der Bundesärztekammer festgelegten Bedingungen untersucht, wobei hier charakteristische Veränderungen der Pulsationsprofile auftreten (Abb. 14) (vgl. Buedingen u. von Reutern 1979; von Reutern 1991; van Velthoven u. Calliauw 1988; Wissenschaftlicher Beirat, c, 1991). Diese entstehen durch die Reflexion des Schallsignals an den korpuskulären Blutbestandteilen, vorwiegend den roten Blutkörperchen (Erythrozyten), im strömenden Blut. Der Nachweis charakteristischer Flußkurven (»Pendelfluß«, »spike flow«) bestätigt den funktionellen Kreislaufstillstand, bedingt durch den hohen intrakraniellen Druck, der bis hin zum vollständigen Erlöschen des Strömungssignals (»zero flow«) führen kann

---

13 Das ist eine Schranke zwischen den Blutkapillaren und dem Nervenzwischengewebe (Gliazellen), die viele Substanzen, die im Blut vorhanden sind, daran hindert, in das Gehirn einzudringen. Obwohl das Gehirn nur 2 % des gesamten Körpergewichts ausmacht, empfängt es knapp 20 % der Blutversorgung. Viele natürlich vorkommende Substanzen sind insofern giftig, als sie die Tätigkeit von Nervenzellen beeinträchtigen, auch wenn sie anderen Zellen kaum schaden. Es wäre folglich von großem Vorteil, wenn sich derartige Gifte und andere schädliche Substanzen vom Gehirn fernhalten ließen. Genau das gewährleistet die Blut-Hirn-Schranke (nach: Thompson 1996, S. 52 f.).

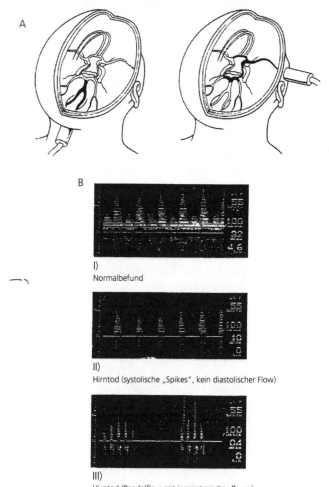

Abbildung 14: Transkranielle Doppler-Sonographie (TCD)
A: Es gibt zwei Möglichkeiten der TCD: Entweder transkranielle Beschallung der Wirbelarterien (Aa. vertebrales) und der Basilarisarterie (A. basilaris) *(links),* oder transkranielle Beschallung der vorderen (A. cerebri anterior), mittleren (A. cerebri media), hinteren (A. cerebri posterior) Gehirnarterie und der inneren Halsschlagader (A. carotis interna) *(rechts).* (Mit freundlicher Genehmigung aus: Stöhr et al., Neurophysiologische Untersuchungsmethoden in der Intensivmedizin, Berlin u.a., Springer, 1991, S. 73)
B: TCD-Befunde: I) Normalbefund, II) Hirntod (systolische »Spikes«, kein diastolischer Flow), III) Hirntod (Pendelflow mit inspiratorischer Pause) (aus: Schlake u. Roosen, Der Hirntod als der Tod des Menschen. Dt. Stiftung Organtransplantation, Neu-Isenburg, 1995, S. 42).

(vgl. Behr et al. 1993; Hassler et al. 1989; Petty et al. 1990; Pfadenhauer 1991; Powers et al. 1989). Grundvoraussetzung für eine sichere Diagnose mittels transkranieller Dopplersonographie ist eine langjährige Erfahrung des Untersuchers, zumal die Ultraschalldiagnostik generell auch subjektiven Eindrücken unterliegt. Abgesehen davon muß der Patient ein geeignetes »Schallfenster« bieten, d. h. die Schallwellen müssen den Schädelknochen durchdringen können, wobei sich ein dünner Schädelknochen besser eignet als ein dicker. Dagegen sind TCD-Untersuchungen bei Säuglingen mit noch offenen Fontanellen (das sind Lücken im Schädelknochen aufgrund noch nicht vollständig verschlossener Schädelnähte) nicht aussagekräftig, da die Druckverhältnisse hier großen Veränderungen unterliegen und die Untersucher noch wenig Erfahrung in diesem Gebiet haben. Gleiches gilt auch für Patienten mit erworbenen Schädellücken, zum Beispiel nach erlittenem Schädel-Hirn-Trauma oder neurochirurgischen Operationen.

Zerebrale Perfusionsszintigraphie

Zur Beurteilung der zerebralen Durchblutungsverhältnisse kann des weiteren eine Perfusionsszintigraphie durchgeführt werden: Dabei wird eine radioaktiv-markierte Substanz, 99mTC-HMPAO (Hexamethyl-Propylen-Aminoxim), intravenös injiziert und kurze Zeit später deren Aufnahme sowie Verteilung im Gehirn mit einer »Gamma-Kamera« sichtbar gemacht. Die Anreicherung der Substanz im gesunden, durchbluteten Gehirn liefert eine positive Darstellung, die um so besser ist, je besser die Perfusion (Durchblutung) ist. Dagegen zeigt die Kamera beim Hirntoten das Bild einer »leeren« Schädelhöhle (»empty skull«), bedingt durch den Abbruch der gesamten Hirndurchblutung am Eingang zum Schädelinneren (Abb. 15) (vgl. George 1991; Laurin et al. 1989; Reid et al. 1989; Wilson et al. 1993). Besonders aufschlußreich ist die planare HMPAO-Szintigraphie, wenn sie in verschiedenen Ansichten, zum Beispiel in Vorder- und Seitenansicht, erfolgt.

Von den bisher genannten Verfahren zur Beurteilung der Hirndurchblutung ist die Hirnszintigraphie am wenigsten belastend. Darüber hinaus bleibt ihre Durchführung von äußeren Störgrößen unbeeinflußt: Die Aufnahme der Markersubstanz wird nicht durch Medikamente und Stoffwechselentgleisungen gestört, wie etwa das EEG. Daneben erhält die Methode in der Hirntod-Diagnostik vor allem in Grenzfällen den Vorrang (Schlake et al. 1992). Deshalb ist sie zur Bestätigung der klinischen Todeszeichen sehr gut geeignet und von der Bundesärztekammer auch dafür anerkannt (Wiss. Beirat, c, 1991).

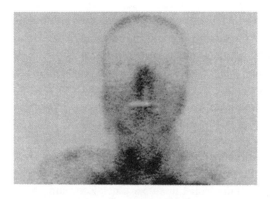

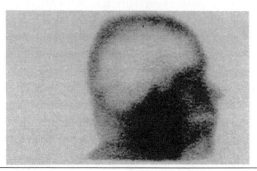

Abbildung 15: Zerebrale Perfusionsszintigraphie im Hirntod
Beim Hirntoten stellt sich die Schädelhöhle als Folge eines Abbruchs der gesamten Hirndurchblutung am Eingang zum Schädelinneren »leer« dar (»empty skull«) (oben: Vorderansicht, unten: Seitenansicht) (aus: Schlake u. Roosen, Der Hirntod als der Tod des Menschen. Dt. Stiftung Organtransplantation, Neu-Isenburg, 1995, S. 43, und mit freundlicher Genehmigung von Herrn Prof. Dr. Christoph Reiners, Direktor der Klinik und Poliklinik für Nuklearmedizin der Universität Würzburg).

3.2 Verfahren zum Nachweis erloschener bioelektrischer Aktivität des Gehirns

Elektroenzephalographie (EEG)

Das EEG zeigt beim Gesunden und unter normalen Umständen regelmäßige Potentialveränderungen in bestimmten, vom Wachheitszustand des Menschen abhängigen Frequenzbereichen. Diese spontan entstandenen Potentiale lassen sich von der Kopfoberfläche ableiten und werden nach heutigem Verständnis durch die Aktivität der Großhirnrinde und darunterliegender Gehirnteile erzeugt. Die Aktivität des Hirnstamms wird durch das EEG nicht erfaßt, wenngleich ein Einfluß desselben darauf nicht ausgeschlossen werden kann. Bei einem Herzstillstand von bereits 20 Sekunden Dauer erlischt das EEG, und es zeigt sich das Bild des »isoelektrischen« oder »Null-Linien-EEGs«, wobei das reversibel sein kann. Nur zusammen mit den klinischen Befunden kann ein Null-Linien-EEG den vollständigen Funktionsverlust der Großhirnrinde anzeigen (Abb. 16).

Dazu muß die Null-Linie über einen Zeitraum von mindestens 30 Minuten nachweisbar sein (Hirsch et al. 1970). Durch die hohe Empfindlichkeit des Verfahrens ist das EEG auch gegenüber äußeren Störungen relativ anfällig, bereitet aber dem erfahrenen Arzt keine Schwierigkeiten. Vor der Durchführung eines EEGs müssen zwei Störungen sicher ausgeschlossen werden, die ähnliche EEG-Bilder hervorrufen und damit einen Hirntod vortäuschen können: eine Unterkühlung und die Einwirkung zentral-wirksamer Medikamente, vor allem barbiturathaltiger Schlafmittel. Da bei Neugeborenen und Kleinkindern das Gehirn noch nicht vollständig ausgereift ist, muß das EEG entsprechend den vorgegebenen Beobachtungszeiten wiederholt werden, weshalb eine Verkürzung der Diagnostik nicht erlaubt ist.

In einigen Berichten ist ein Überdauern der EEG-Aktivität trotz klinischer Hirntod-Zeichen beobachtet worden. Dieses Phänomen erklärt sich dadurch, daß bei Absinken der Hirndurchblutung unter eine bestimmte Schwelle zuerst die Hirnfunktionen, das heißt die klinisch prüfbaren Hirnbefunde erlöschen, während die bioelektri-

Wie wird der Hirntod festgestellt? 69

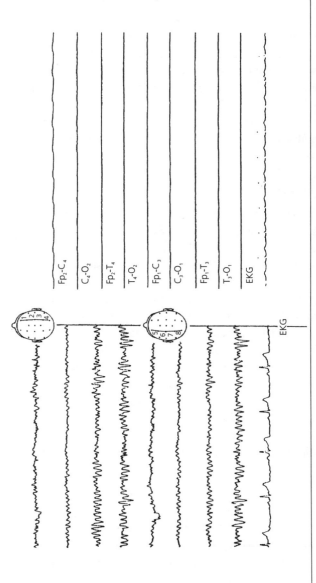

Abbildung 16: Elektroenzephalographie (EEG). Links: EEG eines wachen Gesunden (hier Alpha-EEG). *Rechts:* Null-Linien-EEG im Hirntod. Man beachte das normale EKG unten. (aus: Stöhr et al., Neurophysiologische Untersuchungsmethoden in der Intensivmedizin. Berlin u. a., Springer, 1991, S. 9 und S. 226).

schen Phänomene erst bei noch stärker reduzierter Hirndurchblutung erlöschen. Für solche Fälle empfiehlt sich die Einhaltung der Beobachtungszeit und/oder eine weitere Geräteuntersuchung. Abgesehen von diesen seltenen Phänomenen gilt das EEG in der Hirntod-Diagnostik als sehr empfindliches Verfahren zur sicheren Beurteilung der Hirnrindenfunktion (vgl. Buchner u. Schuchardt 1990; Buchner et al.1988). Es wird in Deutschland von allen ergänzenden apparativen Methoden derzeit am häufigsten eingesetzt. »Die Untersuchung ist nebenwirkungsfrei und beliebig oft wiederholbar und ohne jede Gefahr für den Patienten« (Haupt et al. 1993).

Evozierte Potentiale (EP)

Zum Nachweis erloschener bioelektrischer Aktivität des Gehirns wird auch die Ableitung von »evozierten Potentialen« durchgeführt. Darunter versteht man Reizantwortpotentiale des Gehirns, die auf von außen gesetzte Reize ein charakteristisches elektrisches Kurvenmuster zeigen. In der Hirntod-Diagnostik werden somatosensibel evozierte Potentiale (SEP) und frühe akustisch evozierte Potentiale (FAEP) angewandt. Dagegen kommen visuell evozierte Potentiale (VEP) dafür nicht in Frage, da die optischen Bahnen ausschließlich supratentoriell, das heißt außerhalb des Hirnstamms, verlaufen. Als nicht-invasive Verfahren können evozierte Potentiale (FAEP und SEP) beliebig oft wiederholt werden. Der benötigte technische und zeitliche Aufwand ist etwa gleich wie beim nicht-invasiven EEG, wobei EP im Gegensatz zum EEG weitgehend unabhängig von elektrischen Störgrößen und Medikamenteneinflüssen sind (vgl. Abrahamian et al. 1963; Sutton et al. 1982).

Frühe akustisch evozierte Potentiale

Beim Gesunden ruft eine äußere akustische Schallreizung ein Potential mit mehreren Gipfeln (»peaks«) hervor, die entsprechenden Signalverarbeitungsstationen im Verlauf der Hörbahn zugeordnet werden können (Abb. 17). Damit wird die Funktion der akustischen Bahnen im Hirnstamm wiedergegeben. Normalerweise las-

Wie wird der Hirntod festgestellt? 71

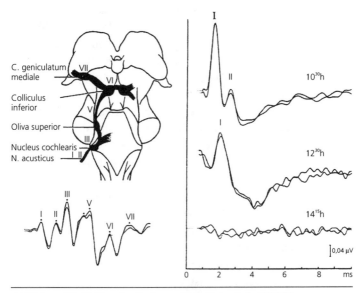

Abbildung 17: Frühe akustisch evozierte Potentiale (FAEP)
Links: Die Hörbahn mit Lagebeziehungen bei Sicht von hinten auf den Hirnstamm: Akustische Schwingungen gelangen über die Gehörknöchelchen ins Innenohr. Dort werden sie vom Hörorgan (I) und dem Hörnerven (N. acusticus, I und II) aufgenommen und zum Hirnstamm (Nucleus cochlearis, III) weitergeleitet. Von hier gelangt die Erregung zur oberen Olive (Oliva superior, IV). Die Hörbahn setzt sich als Schleifenbahn (V) zum unteren Vierhügel (Collicculus inferior, VI) fort. Von dort wird die Erregung zum medialen Kniekörper (Corpus geniculatum mediale, VII) fortgeleitet und von dort aus ins Großhirn (Schläfenlappen). Beim Gesunden lassen sich sieben Peaks registrieren.
Rechts: FAEP-Muster im Hirntod: Unmittelbar nach Eintritt des Hirntodes sind die Wellen I und II erhalten, wobei Verlaufsuntersuchungen einen innerhalb weniger Stunden eintretenden Ausfall zunächst der Welle II, dann der Welle I belegen (aus: Stöhr et al., Neurophysiologische Untersuchungsmethoden in der Intensivmedizin. Berlin u.a., Springer, 1991, S. 97 u. 237).

sen sich sieben Peaks (I–VII) ableiten, wobei die Peaks III–VII im Hirnstamm, die Peaks I und II im Hörnerv (Nervus accusticus) und damit außerhalb des Gehirns erzeugt werden. Bei einem vollständigen Funktionsausfall des Hirnstamms sind beim Hirntoten die Peaks III–VII beidseits ausgefallen. Dagegen können die Peaks I und II den Hirntod noch eine gewisse Zeit überdauern, da das Hörorgan und der Hörnerv nicht im Gehirn liegen. Im weiteren Verlauf erlischt auch die Erregbarkeit des Hörorgans und des peripheren Hörnervs (vgl. Riffel et al., 1991, S. 89–128). Einschränkungen der Aussagekraft der FAEP-Untersuchung in der Hirntod-Diagnostik ergeben sich unter folgenden Bedingungen:

»1. Vorbestehende oder in Zusammenhang mit der akuten Erkrankung erworbene Schwerhörigkeit, wobei sich diese Möglichkeit durch eine frühzeitige Ableitung *vor* Eintritt des Hirntods ausschließen läßt. – 2. Wie dies auch für die klinische Hirntoddiagnostik gilt, sollten zuvor schwere metabolische Entgleisungen, Kreislaufschock, Hypothermie und Intoxikationen ausgeschlossen beziehungsweise ausreichend behandelt werden. Allerdings ist es gerade ein großer Vorzug von FAEP-Messungen, daß diese durch die genannten Faktoren wesentlich geringer beeinträchtigt werden als die klinischen Funktionsparameter und das EEG« (Stöhr et al. 1991, S. 246). Entscheidend ist, daß sie durch die genannten Faktoren nicht völlig aufgehoben werden.

Somatosensibel evozierte Potentiale

Somatosensibel evozierte Potentiale (SEP) sind Antwortpotentiale, die durch eine äußere Reizung der sensiblen Nervenfasern in den Armen (Medianusnerv) oder Beinen (Tibialisnerv) erzeugt werden (Abb. 18). Über den Armplexus (Plexus = Nervengeflecht) oder Beinplexus gelangt das Potential zum Rückenmark, von dort über das verlängerte Mark (Medulla oblongata) zum Thalamus im Zwischenhirn und von dort schließlich zur sensiblen Großhirnrinde der

Abbildung 18: Somatosensibel evozierte Potentiale (SEP) ⇒
Oben: Ableittechnik.
Unten: Entwicklung der SEP-Befunde bei schwerem Schädel-Hirn-Trauma mit nachfolgendem Hirntod. Bei der ersten Ableitung (10.3.87) ist noch ein flacher kortikaler Primärkomplex (N20) ableitbar, der bei der Kontrollableitung am folgenden Tag ausgefallen ist. Nach Eintritt des Hirntods ist darüber hinaus auch die Komponente N13b weitgehend ausgefallen und nur noch eine flache Negativität über C2 ableitbar (aus: Stöhr et al., Neurophysiologische Untersuchungsmethoden in der Intensivmedizin. Berlin u. a., Springer, 1991, S. 136 u. 250).

Wie wird der Hirntod festgestellt?

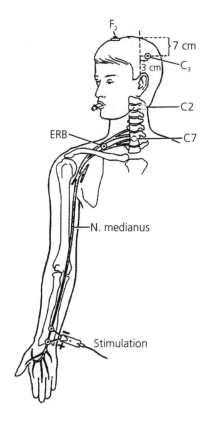

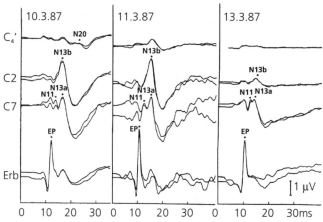

Gegenseite (Gyrus postzentralis). Beim Hirntoten liegt eine beidseitige Unterbrechung der Fortleitung zwischen Rückenmark und Medulla oblongata mit beidseitigem Potentialverlust vor (vgl. Fotiou et al. 1987; Haupt 1987; Stöhr et al. 1987). Hierbei muß eine Schädigung des Halsmarks mit einer Querschnittlähmung, zum Beispiel traumatisch bedingt, vor Beginn der Untersuchung ausgeschlossen werden. Die Beweiskraft der SEP wird allerdings etwas angezweifelt, da in manchen Fällen die SEP schon vorzeitig, also vor Eintritt des Hirntods, erloschen sein können (vgl. Schlake et al. 1992). Aber im umgekehrten Fall kann mit dem Vorhandensein kortikaler SEP der Hirntod mit Sicherheit ausgeschlossen werden (vgl. Haupt 1987). Deswegen sind SEP nur unter den von der Bundesärztekammer streng festgelegten Bedingungen zugelassen. Bei Früh- und Neugeborenen sollten sie nicht angewandt werden, da hier keine ausreichenden Erfahrungen vorliegen.

Die erörterten Geräteuntersuchungen können nur in der Zusammenschau mit der Vorgeschichte, den klinisch-neurologischen Befunden und unter genau festgelegten technischen Voraussetzungen etwas aussagen. Sie stellen jeweils sichere und zuverlässige Methoden zur Bestätigung der klinischen Todeszeichen dar und ergänzen diese in sinnvoller Weise. Sie dienen zur Feststellung der Irreversibilität des Hirnfunktionsausfalls.

Resümee

Unter dem Begriff »Hirntod« versteht man in der Medizin den Nachweis des gesamten und irreversiblen Funktionsausfalls des Gehirns bei maschinell aufrechterhaltener Herz-Kreislauftätigkeit.

Der Nachweis erfolgt in Deutschland gemäß den Empfehlungen und Richtlinien der Bundesärztekammer nach einem dreistufigen Diagnoseschema:

1) Im ersten Schritt werden die Voraussetzungen geprüft: Es muß zweifelsfrei eine *schwere Gehirnschädigung* vorliegen, die mit einem *irreversiblen Funktionsausfall* einhergeht.

2) Im zweiten Schritt wird die Vollständigkeit des Gehirnausfalls durch das gleichzeitige Vorhandensein von bestimmten *klinischen Befunden* untersucht. Hierzu gehören das tiefe Koma, der Ausfall der Hirnstammreflexe (Pupillen-, Hornhaut-, okulo-zephaler, Husten- und Würgereflexe und Schmerzreaktion im Gesicht) und der Ausfall der eigenen Atemtätigkeit und der zentralen Herz-Kreislaufregulation.

3) Die Irreversibilität des Gehirnausfalls läßt sich klinisch nicht direkt feststellen. Diese kann im dritten Schritt der *Hirntod-Diagnostik* auf zweierlei Weise geprüft werden: entweder durch den klinischen Verlauf, das heißt durch Wiederholen der klinischen Untersuchungen mit Bestätigung desselben Befundes, oder durch den Einsatz von technischen Geräteuntersuchungen (EEG, Evozierte Potentiale, transkranielle Dopplersonographie, zerebrale Angiographie und Perfusionsszintigraphie), die die Schwere des Gehirnschadens und damit die fehlende Aussicht auf Erholung belegen.

Eine den Regeln gemäße und trotzdem unzutreffende Feststellung des völligen und endgültigen Hirnausfalls ist nicht bekannt geworden. Daß dennoch immer wieder einmal in der Sensationspresse von Fällen berichtet wird, in denen Hirntote erwacht seien, kann darauf zurückgeführt werden, daß entweder die notwendigen diagnostischen Voraussetzungen nicht eingehalten oder die klinischen Untersuchungen nur unzureichend durchgeführt wurden (vgl. Frowein et al. 1987). Ferner sind Unstimmigkeiten und Widersprüche der einzelnen Befunde festgestellt worden (vgl. Nau et al. 1992; Pohlmann-Eden 1991). In allen diesen Fällen wurden auch keine ergänzenden Geräteuntersuchungen zur Bestätigung der geprüften klinischen Todeszeichen eingesetzt, womit die falschen Diagnosen hätten leicht revidiert werden können. Außerdem mangelte es zum Teil an einer vollständigen Befunderhebung zur Feststellung des irreversiblen und gesamten Gehirnausfalls. Mit einer sicherheitsbedachten und verantwortungsbewußten Vorgehensweise, die für jede medizinische Diagnostik vorausgesetzt wird, sollten solche Fälle nicht vorkommen. Andererseits ist das Auftreten gerade solcher Ereignisse sehr wertvoll, da sie auf mögliche Schwachpunkte und Fehlerquellen in den jeweiligen Nachweisverfahren hinweisen können. Wie schwierig es ist, derartige Fälle im nachhinein klarzustellen und die Öffentlichkeit vom Gegenteil zu überzeugen, zeigt das bleibende Mißtrauen gegenüber der Sicherheit des Hirntod-Kriteriums. So befürchten viele Betroffene, daß ihnen »bei lebendigem Leibe« Organe entnommen werden könnten (Jonas 1995, S. 24). Ärzten wird vielfach vorgeworfen, sie könnten sich bei den Hirntod-Diagnosen täuschen, da sie auch nur Menschen seien und Menschen bekanntlich Fehler machen. Ferner stellt man sich die Frage, ob Hirntote nicht doch (wieder) leben? Müssen wir in Anbetracht dieser Zweifel das Hirntod-Kriterium ablegen und der Natur ihren Lauf lassen, das heißt darauf warten, bis der Leichnam verfault und verwest ist, um mit »letzter Sicherheit« den Tod des Menschen feststellen zu können? Um diesem Zweifel zu begegnen und Mißverständnisse zu beseitigen, versucht die Bundesärztekammer, mit ihren Richtlinien und Entscheidungshilfen für die Hirntod-Diagnostik mögliche Fehlerquellen auf verschiedenen Stufen weitestgehend zu minimieren:

1) Die Feststellung des Hirntods umfaßt mehrere verschiedene klinische Einzeluntersuchungen, die nur dann eine zweifelsfreie Diagnose erlauben, wenn alle Ergebnisse in der Annahme des Hirntods miteinander vereinbar sind.

2) Geräteuntersuchungen wie etwa das EEG haben nur in der Zusammenschau mit den klinischen Befunden Aussagekraft. Dadurch wird es unmöglich, mit dem alleinigen Ausfall beispielsweise des Würgereflexes oder der Eigenatmung den Hirntod festzustellen. Mit dem Einsatz der technischen Methoden sollen die klinischen Befunde zusätzlich dokumentiert werden. Das erlaubt die Verkürzung der Beobachtungszeit.

3) Es wurden Beobachtungszeiten festgelegt, innerhalb derer eine Wiederholung der klinischen Untersuchungen vorgeschrieben ist, wodurch der klinische Verlauf dokumentiert und die diagnostische Sicherheit zusätzlich erhöht werden.

4) Die Feststellung des Hirntods wird von zwei Ärzten durchgeführt, die unabhängig voneinander die Voraussetzungen der Diagnose und den klinischen Befund am Patienten erheben. Bei den untersuchenden Ärzten handelt es sich in der Regel um In-

tensivmediziner und Neurologen, die über eine mehrjährige Erfahrung in der Behandlung von Patienten mit schweren Hirnschädigungen verfügen müssen. Die Untersucher dürfen keinem Transplantationsteam angehören. Die Hirntod-Diagnostik erfolgt in jedem Fall völlig unabhängig von einer möglichen Organentnahme.

5) Die Befunderhebung, das heißt die Erfüllung der Voraussetzungen, der Nachweis der klinischen Befunde und ihrer zeitlich festgelegten Mindestbeobachtungszeit oder der standardisierten technischen Zusatzbefunde, wird in einem standardisierten Hirntod-Protokoll dokumentiert und für eventuelle spätere Analysen aufbewahrt (Abb. 19).

Bei gewissenhafter Einhaltung der empfohlenen Richtlinien wird ein Höchstmaß an diagnostischer Sicherheit erreicht, wodurch die ärztlich bedingte Fehlerwahrscheinlichkeit weitestgehend ausgeschaltet werden kann. »Bis heute konnte weltweit nicht ein einziger Fall nachgewiesen werden, in welchem nach sachgerecht durchgeführter Hirntod-Feststellung eine Umkehr des klinischen Verlaufs – oder gar ein Überleben – beobachtet wurde. Die Diagnose ›Hirntod‹ ist damit wahrscheinlich die sicherste in der ganzen Medizin überhaupt« (Schlake u. Roosen 1995, S. 56).

Abbildung 19: Protokoll zur Feststellung des Hirntods (Seite 78) ⇒
Die Feststellung des Hirntodes erfolgt entsprechend den Richtlinien und Empfehlungen der Bundesärztekammer nach einem dreistufigen Diagnoseschema: (1) Voraussetzungen, (2) Prüfung der klinischen Symptome des Hirnfunktionsausfalls und (3) Ergänzende Untersuchungen/Beobachtungszeit.

Protokoll zur Feststellung des Hirntodes

Name _____ Vorname _____ geb.: _____ Alter: _____

Klinik: _____

Untersuchungsdatum: _____ Uhrzeit: _____ Protokollbogen-Nr.: _____

1. Voraussetzungen:
1.1 Diagnose _____

Primäre Hirnschädigung: supratentoriell _____ infratentoriell _____

Sekundäre Hirnschädigung: _____

Zeitpunkt des Unfalls/Krankheitsbeginns: _____

1.2. Folgende Feststellungen und Befunde bitte beantworten mit ja oder nein

		Metabolisches oder	
Intoxikation	ausgeschlossen: _____	endokrines Koma	ausgeschlossen: _____
Relaxation	ausgeschlossen: _____	Schock	ausgeschlossen: _____
Primäre Hypothermie	ausgeschlossen: _____	Systolischer Blutdruck	_____ mmHg

2. Klinische Symptome des Ausfalls der Hirnfunktion
2.1 Koma _____
2.2 Pupillen weit / mittelweit
    Lichtreflex beidseits   fehlt _____   2.5 Trigeminus-Schmerz-Reaktion beidseits   fehlt _____
2.3 Okulo-zephaler Reflex beidseits
    (Puppenkopf-Phänomen) fehlt _____   2.6 Pharyngeal-/Tracheal-Reflex   fehlt _____

2.4 Korneal-Reflex beidseits   fehlt _____   2.7 Apnoe-Test bei $p_a CO_2$ _____ mmHg   erfüllt _____

3. Irreversibilitätsnachweis durch 3.1 oder 3.2
3.1 Beobachtungszeit:
Zum Zeitpunkt der hier protokollierten Untersuchungen bestehen die obengenannten Symptome seit _____ Std.
Weitere Beobachtung ist erforderlich
mindestens 12/24/72 Stunden   ☐ ja ☐ nein   _____ Datum _____ Uhrzeit _____ Arzt

3.2 Ergänzende Untersuchungen:
3.2.1 Isoelektrisches (Null-Linien-) EEG,
30 Min. abgeleitet: ☐ ja ☐ nein   _____ Datum _____ Uhrzeit _____ Arzt

3.2.2 Frühe akustisch evozierte Hirnstamm-
potentiale Welle III - V beidseits erloschen   ☐ ja ☐ nein   _____ Datum _____ Uhrzeit _____ Arzt

Medianus-SEP hochzerv. + zerebr. beids. erloschen ☐ ja ☐ nein   _____ Datum _____ Uhrzeit _____ Arzt

3.2.3 Zerebraler Zirkulationsstillstand beidseits festgestellt durch:
Dopplersonographie: _____ Perfusionsszintigraphie: _____ Zerebrale Angiographie: _____

Datum _____ Uhrzeit _____ untersuchender Arzt: _____ _____
                                                           Name   Unterschrift

Abschließende Diagnose:
Aufgrund obiger Befunde, zusammen mit den Befunden der Protokollbögen Nr. _____, wird

der Hirntod und somit der Tod des Patienten festgestellt am: _____ um _____ Uhr.

Untersuchender Arzt: _____ _____
                              Name   Unterschrift

Für die geforderte zweimalige Untersuchung ist je ein Protokollformular auszufüllen.
Befundkatalog aus: „Kriterien des Hirntodes"; gem Stellungnahme der Arbeitsgruppen des Wiss. Beirates der BÄK und Arbeitsgem. der Wiss. Med.
Fachges., DÄB 79 (1982), H. 14, S. 45 – Fassung 1997 – DÄB 94, Heft 19 ('97)

Vom Hirntod zum Teilhirntod

In dem bisherigen Hirntodkonzept sind wir von einem Funktionsausfall des gesamten Gehirns ausgegangen. Es gibt natürlich Fälle, wo nur bestimmte Teile des Gehirns geschädigt sind, während andere ungeschädigt weiterfunktionieren. In diesen Fällen spricht man von »neurologischen Defekt-Syndromen« oder »pseudo-komatösen Zustandsbildern« (Einhäupl u. Haberl 1990). Die klinisch sehr ähnlich aussehenden Krankheitsbilder unterscheiden sich in ihrer Pathophysiologie und werden funktionell verschiedenen Syndromen und strukturell verschiedenen Hirnarealen zugeordnet. Einige Syndrome werden in der Literatur teilweise nicht scharf voneinander unterschieden, weshalb sie den Hirntod-Interessierten mehr verwirren als ihm Klarheit verschaffen. Dazu gehören das Locked-in-Syndrom, der persistierende vegetative Zustand (apallisches Syndrom), der akinetische Mutismus und die isolierten Formen des Hirnstamm- und des Großhirntods (Abb. 20).

»Gegner des Hirntod-Kriteriums haben diese Teilhirntod-Konzepte oft aufgegriffen, um eine verhängnisvolle Weiterentwicklung des Ganzhirntod-Kriteriums als sich geradezu zwangsläufig und lawinenartig ausweitenden Prozeß (›slippery slope‹) aufzuzeigen. Dabei wird suggeriert, das Ganzhirntod-Kriterium führe zu einer weiteren Aufweichung der Todeskriterien, schließlich zur gesellschaftlich legitimierten ›Entsorgung‹ Behinderter und älterer Menschen, zur Verfügbarkeit des hirntoten Leichnams als Zuchtstation für Organe, für gentechnologische Experimente oder als Schulungsobjekte angehender Chirurgen« (Schlake u. Roosen 1995, S. 58; vgl. hierzu Grewel 1994).

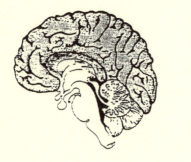
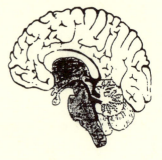

Großhirntod Hirnstammtod

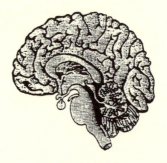

Ganzhirntod

Abbildung 20: Formen der Hirnschädigung
Die Abbildung zeigt zwei Formen der Teilhirnschädigung in Abgrenzung zum Gesamthirntod. (Mit freundlicher Genehmigung nach: Körner, Hirntod und Organtransplantation. Dortmund, Humanitas Verlag, 1995, S. 16)

Deshalb sollen die genannten Teilhirndefekte zur klaren Abgrenzung gegen das bestehende Ganzhirntod-Kriterium im folgenden Kapitel dargestellt werden. In einigen Ländern, wie zum Beispiel in Großbritannien, genügt das alleinige Vorliegen des Hirnstammausfalls als ausreichendes Kriterium zur Feststellung des menschlichen Tods. Hierbei werden der Ausfall der vegetativen Hirnstammzentren zum Beispiel für die Atem- und Herz-Kreislauftätigkeiten und die vollständige Isolierung der Großhirnrinde einschließlich der Weckwirkung der Formatio reticularis als entscheidende Merkmale für den Eintritt des Tods angesehen. Die vielleicht noch erhaltene elektrische Großhirnaktivität gilt nicht mehr als Lebenszeichen des Menschen. Dagegen gibt es in Amerika Bestrebungen, das unwiederbringliche Fehlen von qualitativen Bewußtseinsinhalten als Ausdruck eines Funktionsausfalls des Großhirns mit dem Verlust des personalen Lebens des Menschen und damit dem Tod des Menschen gleichzusetzen. Bei diesem kognitivistischen Menschenbild, das seine stärkste Prägung durch den amerikanischen Philosophen Robert Veatch erfahren hat, gehen im Fall des Hirnrindentods charakteristisch menschliche Eigenschaften wie Sprache, Denken, Bewußt- und Selbstbewußtsein verloren (Veatch 1975). Erhaltene Spontanatmung und eigener Herzschlag würden nur tierisches Leben anzeigen, nicht aber menschliches (vgl. Kurthen et al. 1989a u. b; Youngner u. Bartlett 1983). Wer oder was sich in der Praxis hinter einem solchen Teilhirntodkonzept verbirgt, soll kurz an einem Beispiel veranschaulicht werden, das A. Brody in seinem Aufsatz »Der vegetabile Patient und die Ethik der Medizin« (1989) geschildert hat.

Der Fall: Eine 28jährige Patientin muß nach einem vorausgegangenen Motorradunfall, bei dem sie sich schwere Kopfverletzungen zugezogen hat, intensivmedizinisch versorgt werden. Bis auf erhaltene Spontanatmung und einige Hirnstammreflexe scheinen ihre Gehirnfunktionen völlig erloschen zu sein, wenngleich der gesamtzerebrale Tod gemäß dem Hirntod-Kriterium ausgeschlossen werden kann. Die Behandlung der komatösen Patientin umfaßt intensive Pflegearbeiten wie das Absaugen der Atemwege, um eine Verstopfung mit Erstickungsgefahr zu vermeiden, und regelmäßiges Umlagern wegen der Gefahr des Wundliegens. Nahrungszufuhr und Ausscheidung erfolgen über Katheter. Gegen eine bestehende Infektion bekommt sie Antibiotika. Halten wir also fest: Die Patientin ist nicht »hirntot«, im Sinne eines gesamtzerebralen Funktionsausfalls, Hirnstammzeichen sind eindeutig prüfbar. Dagegen ist eine Aktivität der Großhirnrinde weitestgehend nicht vorhanden. Die Patientin ist auch nicht »klinisch tot«, da Atmung und Herz selbständig funktionieren.

Alle Auffassungen, den Tod des Menschen bereits im Ausfall nur einiger Teilfunktionen des Gehirns zu sehen, sind, wie der vorliegende Fall impliziert, mit tiefgreifenden ethischen Problemen behaftet. Für die ethische Diskussion wird es fruchtbar sein, sich ein Stück weit mit den genannten Defekt-Syndromen auseinanderzusetzen. Ethisch nicht weniger problematisch ist die Frage nach dem Umgang mit anencephalen Kindern (mit angeborenen) und Alzheimer-Patienten (mit erworbenen ausgedehnten Großhirndefekten). Ob ein solches »apersonales« Leben, wie es Teilhirntod-Befürworter nennen, zum Beispiel für Transplantationszwecke »geopfert« werden darf, wird uns im letzten Abschnitt dieses Kapitels beschäftigen.

Apallisches Syndrom

Das apallische Syndrom tritt als Unfallfolge oder nach sekundären Gehirnschädigungen (Herz-Kreislaufstillstand) auf. In Amerika sind jährlich ca. 30 000 Patienten davon betroffen (Multi-Society 1994, S. 1499 f.). Dem Krankheitsbild liegt entweder eine Läsion im Bereich der Großhirnrinde (des Neocortex) oder eine Unterbrechung der zuführenden (afferenten) sensorischen Bahnen (Deafferentierung) zugrunde. Hier ist nur die Rede vom apallischen Syndrom als Defekt-Syndrom. Der Patient befindet sich in einem »persistierenden vegetativen Zustand (PVS)«. Die Hirnstammfunktionen sind weitestgehend erhalten, so daß eine Eigenatmung besteht (siehe obigen Fall). Durch die erhaltene Leistung der Hirnstammkerne treten typische Merkmale auf: Der »Blick ist starr ins Leere gerichtet, die Augen machen suchende, schwimmende Bewegungen, fixieren jedoch nicht« (Einhäupl u. Haberl 1990, S. 109). Die PVS-Patienten befolgen keine Aufforderungen und liegen völlig teilnahmslos und nur reflektorisch beeinflußbar im Intensivbett. Sie verharren in einem persistierenden vegetativen Status: »Die Extremitäten werden intermittierend spontan und sehr langsam bewegt, ohne jedoch sinnvolle, zielgerichtete Bewegungen auszuführen. Es treten orale Automatismen wie Saugen, Lekken der Lippen, Schmatzen auf. (...) Nicht selten kauen die Patienten spontan oder knirschen mit den Zähnen. Der Schluckreflex ist häufig erhalten, Speisen werden aber oft bis zu Stunden im Mund behalten. (...) Die Patienten sind meist mutistisch [stumm], selten kommt es bei schmerzhaften Stimuli zu unartikulierten Lauten« (S. 109). Der Begriff »apallisch« (von lat. pallium = Hirnmantel) ist nicht ganz korrekt, da er eine Dekortikation mit dem Ausdruck »Hirnrindentod« impliziert. Das EEG zeigt einen flachen und verlangsamten Kurvenverlauf und entspricht keiner Null-Linie (Schlake et al. 1992). Darüber hinaus führen »weder akustische noch visuelle noch Schmerzreize zu einer EEG-Veränderung« (Einhäupl u. Haberl 1990, S. 109). Dies belegt den Leitungsstop zwischen dem Großhirn und den darunterliegenden Hirnregionen. Beim Apalliker ist das quantitative Bewußtsein (Wachheit) erhalten, weshalb man auch vom »Wach-Koma« spricht. Qualitative Bewußtseinsinhalte (bewußtes Erleben) bleiben dagegen unwiederbringlich erloschen. In diesem Zusammenhang muß in Erinnerung gerufen werden, daß die tiefe Bewußtlosigkeit nicht durch einen Defekt der Großhirnrinde, sondern durch einen Aktivitätsverlust der Neurone im Bereich der Formatio reticularis im Hirnstamm zustande kommt. In der aktuellen Diskussion um PVS-Patienten geht es um die zentrale Frage, ob und wann man bei diesen Patienten Organe entnehmen darf (Hoffenberg et al. 1997, S. 1320 f.). In Ausnahmefällen können PVS-Patienten bis zu mehreren Jahren intensivmedizinisch am Leben erhalten werden (Andrews 1997, S. 996). Nach dem Ganzhirntod-Kriterium muß man eindeutig sagen, daß Apalliker leben, »so daß deren Heranziehung zu einer Organentnahme eine Tötungshandlung darstellen würde« (Schlake u. Roosen 1995, S. 61).

Hirnrindentod

Der Hirnrinden- oder Großhirnrindentod liegt vor, wenn die Funktion des Großhirns – meist infolge Schädel-Hirn-Verletzungen oder infolge Herzstillstands – unwiederbringlich ausgefallen ist. Der dauerhafte Aktivitätsverlust in diesem Bereich wird durch einen bleibenden Potentialverlust im EEG angezeigt (Null-Linie). Das qualitative Bewußtsein ist irreversibel ausgefallen: Die Patienten können nichts mehr empfinden und wahrnehmen. Die Funktionen des Hirnstamms bleiben dabei erhalten und können durch die klinische Prüfung der Hirnstammreflexe zuverlässig nachgewiesen werden. Die Spontanatmung sowie Augenbewegungen (Okulomotorik) sind ebenfalls erhalten (Pollack u. Kellaway 1978). Insgesamt ist das Krankheitsbild dem »apallischen Syndrom« sehr ähnlich.

Hirnstammtod

Umgekehrt spricht man vom Hirnstammtod, wenn der Hirnstamm völlig ausgefallen ist. Die lebenserhaltenden Hirnstammfunktionen wie Atmung und Herz-Kreislauf müssen intensivmedizinisch mittels Beatmungsmaschine aufrechterhalten werden. Die Untersuchungen ergeben das klinische Syndrom des Hirntods: Bewußtlosigkeit, Hirnstammareflexie und den Ausfall der Vitalfunktionen des Hirnstamms einschließlich der Apnoe. Dabei kann zunächst zumindest die elektrische Großhirnaktivität erhalten sein. Zusätzlich können visuell evozierte Potentiale nachgewiesen werden, da die Sehbahn ausschließlich supratentoriell, das heißt außerhalb des Hirnstamms verläuft (vgl. Deliyannakis et al. 1975; Frowein et al. 1987; Rodin et al. 1985). Hier kann man sich die Frage stellen, welche Bedeutung und welchen Wert man einer solchen lediglich apparativ erfaßbaren, isolierten Aktivität der Großhirnrinde für den betroffenen Menschen beimessen soll. »Dieser ist ja durch den Ausfall des Hirnstamms nicht nur von jeglichen Einflüssen aus der Umgebung abgeschnitten, sondern durch den Ausfall der im Hirnstamm lokalisierten *Formatio retikularis* nicht wach, kann aber auch nicht schlafen, wohl auch nicht denken oder träumen« (Schlake u. Roosen 1995, S. 59). Aus Sicherheitsgründen wurde trotzdem für die Diagnose des Hirntods auch das Erlöschen der elektrischen Großhirnphänomene gefordert. Für solche Fälle ist der zusätzliche Nachweis eines Null-Linien-EEGs als zwingend vorgeschrieben. In manchen Ländern, zum Beispiel in Großbritannien, genügt der alleinige Hirnstammtod zur Diagnose des Todes.

Locked-in-Syndrom

Dieser Zustand tritt bei einer beidseitigen Läsion der Brücke (Pons) im mittleren Hirnstamm auf. Dadurch kommt es zu einer Unterbrechung der vom Cortex wegführenden (efferenten) motorischen Leitungsbahnen (Deefferentierung), vergleichbar etwa mit einem hohen Rückenmarksquerschnitt mit fast völliger Lähmung der Willkürbewegungen. Da die aufsteigenden Nervenbahnen in diesem Bereich intakt sind, sind die Patienten bei voll erhaltenem Bewußtsein und erwecken so den Eindruck des »»in sich eingeschlossen Seins‹: Die Patienten können sehen, hören, meist auch sensible Reize und Schmerzen wahrnehmen, sind wach und erleben ihren hilflosen Zustand in vollem Umfang« (Einhäupl u. Haberl 1990, S. 106). Ferner liegen erhebliche Schluckstörungen und eine Lähmung der Zunge vor. Eine künstliche Beatmung ist nicht notwendig, da eine ausreichende Eigenatmung gegeben ist, die ein Teil der Patienten allerdings nicht willkürlich beeinflussen kann. Die Gefühlswahrnehmung bleibt ebenfalls erhalten (vgl. Plum u. Posner 1982). Der einzige Weg, über den sich die Patienten verständlich machen können, sind erhaltene vertikale Augenbewegungen. Sie stellen die wichtigste Verbindung zur Außenwelt dar: »Durch vertikale Augenbewegungen und gelegentlich durch willkürlichen Lidschlag können die Kranken entsprechend vereinbarter Codes gewissermaßen ›morsen‹ « (Einhäupl u. Haberl 1990, S. 107). Die beschriebene Befundkonstellation im Locked-in-Syndrom ist auf einen unvollständigen Funktionsverlust im Bereich des Hirnstamms zurückzuführen, denn sonst könnten Betroffene ihre Augen nicht mehr in vertikaler Richtung bewegen. In der Hirntod-Diskussion wird übersehen, daß der Hirnstamm nur teilweise ausgefallen ist, weshalb das Krankheitsbild fälschlicherweise mit dem Hirnstammtod gleichgesetzt wird. So fordern Vertreter des Teilhirntods, solche Patienten trotz intaktem Bewußtsein für tot zu erklären.

»Aus dem gleichen Grunde unzweckmäßig und mißverständlich ist die in letzter Zeit in der medizinischen Fachliteratur gebräuchliche Bezeichnung ›totales Locked-in-Syndrom‹ für den vollständigen Funktionsausfall des Hirnstamms (›*Hirnstamm-*

Tod‹). Diese Terminologie verkennt, daß das ›eingeschlossene Bewußtsein‹ als Charakteristikum des Locked-in-Syndroms beim Hirnstamm-Tod eben nicht mehr gegeben ist, da mit dem Hirnstamm auch die *Formatio reticularis* ausgefallen ist« (Schlake u. Roosen 1995, S. 60). Je nach Schweregrad der Schädigung – 67 % der Patienten versterben in der akuten Phase der Erkrankung – ist eine Wiederherstellung der ausgefallenen Hirnfunktionen prinzipiell möglich. Bedenkt man, daß sogar eine Wiederherstellung möglich ist, ist erst recht eine Gleichsetzung mit dem Hirntod völlig unhaltbar.

Akinetischer Mutismus

Akinetischer Mutismus (lat. »mutus«: stumm) bedeutet soviel wie Stummheit infolge von Hemmung der Sprechfunktion. Am häufigsten liegen dem Krankheitsbild ätiologisch beidseitige, meist ausgedehnte mittelliniennahe Läsionen des Stirnhirns (Frontallappen) zugrunde. Die Augen der Patienten sind überwiegend geschlossen, bei offenem Zustand ist eine Fixation der Umgebung für Sekunden bis wenige Minuten erkennbar, ohne daß sie dabei den Kopf bewegen. Zumindest intermittierend können neben den erhaltenen Hirnstammfunktionen vertikale und horizontale Blickfunktionen beobachtet werden. Eine Unterscheidung zwischen abwechselnden Schlaf- und Wachphasen ist möglich. In der Schlafphase sind Patienten auf Schmerzreize erweckbar, ohne jedoch eine Abwehrreaktion zu zeigen. »Sie bewegen weder Rumpf noch Extremitäten, sprechen weder spontan noch lassen sie sich auf forcierte Aufforderungen hin oder durch Schmerzreize zu verbalen Äußerungen bewegen« (Einhäupl u. Haberl 1990, S. 110). Das Syndrom erweckt den Eindruck einer hochgradigen Antriebsstörung, täuschend ähnlich einer tiefgreifenden Schizophrenie (Katatonie) oder Depression (Stupor). Der Zustand kann sich bis zur restitutio ad integrum (vollständig) zurückbilden. Manche Patienten können sich danach sogar an die Periode der Akinesie (Bewegungslosigkeit) erinnern.

Tabelle 2: Neurologische Defekt-Syndrome

Syndrom	Ätiologie (Ursache)	besondere Merkmale	Augenlider Vigilanz (Wachheit)	kognitive Leistungen	Läsion
Apallisches Syndrom	Stillstand der Durchblutung, Einklemmung, Enzephalitis	Primitivreflexe (Schnauz-, Saug-, Greifreflex), Kauen, Schmatzen	Augen geöffnet, Schlaf-Wach-Phasen	erloschen, kein Fixieren	Deafferentierung (Ausfall der afferenten Bahnen)
Großhirntod bzw. Hirnrindentod	Schädel-Hirn-Verletzungen, Hypoxie (O_2-Mangel)	Spontanatmung erhalten	tiefe Bewußtlosigkeit	erloschen	Ausfall der Großhirnaktivität
Hirnstammtod	infratentorielle Hirnläsion	Atem- und Herz-Kreislaufstillstand, Hirnstammareflexie	Augen geschlossen, bewußtlos	nur vorhanden, wenn künstlich beatmet	Ausfall auf- und absteigender Nervenbahnen
Locked-in-Syndrom	Arterienverschluß (Basilaristhrombose), Hirnstammkontusion (-quetschung)	Streckkrämpfe Vertikale Augenbewegung möglich, Spontanatmung erhalten	Augen meist geschlossen, aber wach	voll erhalten, aber schwer erkennbar	Deefferentierung (Ausfall der efferenten Leitungsbahnen)
Akinetischer Mutismus	Hirninfarkt (Anteriorinfarkt), frontale Hirnblutung	keine Spontanbewegung, keine Abwehr auf Schmerzreize	Augen geöffnet, Schlaf-Wach-Phasen	reduziert aber vorhanden, schwer prüfbar	fehlende frontale Aktivierung?

(nach: Stöhr et al., Neurologische Syndrome in der Intensivmedizin. Stuttgart, Kohlhammer, 1990, S. 106)

Da es nicht nur für Laien, sondern bisweilen auch für medizinisches Fachpersonal oft sehr schwierig ist, die verschiedenen Defekt-Syndrome exakt zu erkennen und voneinander zu unterscheiden, gibt Tabelle 2 einen kurzen, zusammenfassenden Überblick mit differentialdiagnostischer Betonung einzelner Merkmale.

Anenzephale Neugeborene

Die Verfechter des Teilhirntod-Konzepts wollen anenzephalen Neugeborenen das Recht auf Leben absprechen. Da solche Kinder keinerlei personal-menschliches Leben entwickeln könnten, wird es als ethisch unproblematisch erachtet, sie als Organspender zu verwenden. Zur Entkräftung dieser Ansicht soll zunächst dargelegt werden, mit welchen Schäden Anenzephale auf die Welt kommen. Der Anteil der Anenzephalen liegt bei etwa 1 % aller Neugeborenen. Dabei ist der Kopf der Kinder durch charakteristische Mißbildungen gekennzeichnet: Es fehlen vollständig der knöcherne Gehirnschädel, das Großhirn und die Hirnhäute. Fakultativ können zusätzlich Klein-, Mittel- und Zwischenhirn ebenfalls nicht angelegt oder hochgradig mißgebildet sein. Bei diesen Kindern ist nur der Hirnstamm anatomisch angelegt und funktionell so weit entwickelt, daß eine Eigenatmung zumindest für kurze Zeit möglich ist. Das Krankheitsbild wird bereits intrauterin mittels Ultraschall-, Röntgen- oder Fruchtwasseruntersuchungen zweifelsfrei festgestellt. Ohne Intensivtherapie tritt der Tod bei über 95 % der betroffenen Neugeborenen innerhalb der ersten Woche durch allmähliches Versagen von Atmung und Herz-Kreislauf ein. Bei diesen Kindern kommt erschwerend hinzu, daß wegen der Begleitmißbildungen an Augen und Ohren eine Prüfung der Hirnstammreflexe zur Feststellung des Ganzhirntods bis auf den Nachweis des Atemstillstands kaum durchführbar ist. Durch das Fehlen des Großhirns entfällt eine EEG-Ableitung, ebenso eine angiographische Darstellung der Hirngefäße. Von seiten der Teilhirntod-Befürworter wird das Fehlen des Großhirns mit dem Tod gleichgesetzt und eine postpartale (nachgeburtliche) maschinelle Sauerstoffzufuhr nur dann gefordert, wenn transplantierbare Organe bis zu ihrer Entnahme »am Leben« erhalten werden sollen (vgl. Beller u. Czaia 1988; Beller u. Reeve 1989; Diaz 1993; Peabody et al. 1989).

»Es wurde für die USA errechnet, daß durch die Heranziehung anenzephaler Kinder zur Organentnahme mehr als die Hälfte aller benötigten Spenderorgane für andere Kinder dieser Altersgruppe zur Verfügung stünde, in welcher der Mangel an Spenderorganen besonders eklatant ist. Dies entspricht etwa derjenigen Anzahl von Neugeborenen, welche aufgrund eines isolierten Organdefektes – zumeist Herz oder Leber – sterben müssen, da kein geeignetes Spenderorgan zur Verfügung steht. (...) Vor allem in den USA wurde argumentiert, daß Anenzephale, welche durch das Fehlen des Großhirns – unabhängig von der ohnehin infausten Überlebensprognose – jeglicher prinzipiellen Möglichkeit einer menschlichen Bewußtseins- und Persönlichkeitsentwicklung entbehren, zwar als primitive Lebensform, nicht aber als ›bedeutungsvolles‹ menschliches Leben im eigentlichen Sinne anzusehen sind, was auch als ›sozialer‹ oder ›biographischer Tod‹ bezeichnet wurde. Es wurde daher gefordert, die Notwendigkeit einer Ganzhirntod-Feststellung vor Organentnahme für diesen Fall durch eine gesetzliche Ausnahmeregelung auszusetzen« (Schlake u. Roosen 1995, S. 62 f.; vgl. hierzu Diaz 1993).

Überraschenderweise fand dieser Vorschlag große Zustimmung bei vielen Eltern von anenzephalen Kindern. Damit würden sie dem traurigen und wertlosen Dasein ihrer Kinder einen wertvollen Sinn verleihen, wenn mit deren Organen das Leben anderer Kinder gerettet werden könnte. Eine solche Haltung ist zu hinterfragen, weil auch Eltern nicht zusteht, über das Leben ihrer Kinder zu entscheiden. In jedem Fall kann man bisher festhalten, daß anenzephale Kinder – ohne jeden Zweifel – lebende Menschen sind: Sie atmen selbständig, ihr Herz schlägt ohne intensivmedizinische Unterstützung, sie weinen, schreien und besitzen einige Hirnstammreflexe – ebenso wie andere gesunde Kinder auch, die nur etwas mehr können. Die Tatsache, daß sie ohnehin sterben werden, ist nicht zu verwechseln damit, daß sie jetzt schon tot wären. Wie kann überhaupt jemand sterben, wenn er schon tot ist?

»Entgegen der von einigen Autoren vertretenen Auffassung, daß ohne Großhirn geborene Anenzephale einen Sonderfall darstellen, auf den das Hirntodkriterium nicht anwendbar sei, da diese als rein vegetativ existierende Organismen ein ›Hirnleben‹ oder ›persönliches Hirnleben‹ nicht ausbilden könnten, ist nach der hier vertretenen Auffassung das anenzephale Neugeborene mit vollständigem oder partiellem Stammhirn auch dann, wenn es niemals ein Bewußtseinleben erreicht, als ein lebender Mensch zu betrachten und entsprechend mit ihm umzugehen.«

Letztendlich ist es, um mit dem Philosophen Birnbacher zu reden, mehr als »fraglich, ob die Gründe, die gegen eine Organentnahme bei einem Anenzephalen sprechen, durch die Frage, ob dieser lebt oder tot ist, überhaupt tangiert werden. Selbst dann, wenn der Anenzephale – entgegen den oben angegebenen Gründen – als tot beurteilt werden dürfte, wäre seine Instrumentalisierung zu ihm fremden Zwecken – als Instrumentalisierung des Schwächsten und Verletzlichsten – ethisch nicht unproblematisch« (Birnbacher 1994; vgl. hierzu Beller u. Czaia 1988).

Alzheimer-Demenz

Neben dem Beispiel der anenzephalen Neugeborenen werden häufig auch Alzheimer-Patienten von Vertretern des Teilhirntodkonzepts angeführt, womit sie auf die Bedeutung der kognitiven Bewußtseinsleistungen als vermeintlich spezifische Eigenschaften des Menschen verweisen wollen. In diesem Sinne werden Alzheimer-Patienten, die solche Leistungen entbehren, als »apersonale« Lebewesen betrachtet. Im folgenden Abschnitt wird das Krankheitsbild kurz charakterisiert.

Bei der Alzheimerschen Erkrankung handelt es sich um eine im Alter von etwa 55 bis 75 Jahren allmählich einsetzende und unaufhaltsam allmählich voranschreitende Gehirnerkrankung mit resultierender Demenz. Die Patienten leiden unter einem starken Verlust intellektueller Fähigkeiten. Die psychopathologische Symptomatik umfaßt:

1) Organische Wesensveränderungen mit Affekt- und Antriebsstörungen, Minderung der schöpferischen Fähigkeiten und Entdifferenzierung des Charakters (Verlust von Anstand-, Scham- und Taktgefühl, Rücksichtslosigkeit, Beeinträchtigung ethischer Gefühle und Wertungen, Persönlichkeitsentfremdung);
2) Progrediente Demenz mit Reduktion von Auffassungs- und Kritikvermögen (Urteilsschwäche), Störungen der Begriffsbildung, Störung des logischen Denkens und der Fähigkeit zur Kombination, Unfähigkeit, Sinnzusammenhänge zu erfassen; Ausfälle von Merkfähigkeit, Orientierungsstörungen bezüglich Zeit, Ort und eigener Person.

Ursächlich liegt dem Krankheitsbild eine irreparable Degeneration des Gehirns zugrunde. Für Befürworter des Hirnrindentods stellen Menschen mit fortgeschrittener Alzheimer-Demenz – ähnlich wie anenzephale Kinder – eine Form des apersonalen Lebens dar, die in ihren Augen nicht lebenswert ist. Dabei liegt dem Krankheitsbild lediglich eine Minderung der intellektuellen Fähigkeiten zugrunde bei teilweise unveränderten Charaktereigenschaften und sonst völlig intaktem Organismus (nach Frank 1990, S. 243–246 u. 1992, S. 51–56).

Resümee

In der Hirntod-Diskussion wird von seiten der Kritiker häufig auf die Gefahr einer Weiterentwicklung vom Ganzhirntod- zum Teilhirntodkonzept hingewiesen. Wie der Name sagt, liegen im letzteren Fall nur Defekte bestimmter Teile und nicht des gesamten Gehirns vor. Im wesentlichen geht es hier um zwei Teilhirntodkonzepte: um den Großhirn- beziehungsweise Hirnrindentod und den Hirnstammtod. Beim letzteren sind hauptsächlich die Vitalfunktionen des Hirnstamms, das heißt unter anderem die Spontanatmung und die Steuerung der Herz-Kreislauftätigkeit endgültig erloschen. Dabei kann noch eine isolierte elektrische Großhirnaktivität durch das EEG nachgewiesen werden, welcher jedoch keine lebenswichtige Bedeutung beigemessen wird.

Am stärksten treten hier die Verfechter des »Großhirntods« hervor, nach deren Ansicht die spezifisch menschlichen Eigenschaften, wie auch immer zu verstehen, stofflich im Großhirn lokalisiert seien. So fordern Kurthen et al.: »Tod ist gleichzusetzen mit dem irreversiblen Verlust der Möglichkeit bewußter Erfahrung sowie der Fähigkeit zu höheren kognitiven Leistungen wie Denken, Problemlösen etc.« (1989b, S. 484). Danach sei es legitim, lebenden Föten, Apallikern und Alzheimer-Patienten fortgeschrittenen Stadiums, die aller höherer kognitiver Leistungen entbehren, lebenswichtige Organe zu entnehmen. Diese Menschen würden dieser Ansicht nach jeglicher Form personalen Lebens entbehren und müßten deshalb für tot erklärt werden. Ein solches Denken und Handeln entspricht aber nichts weniger als einer Tötungshandlung oder Vivisektion. Wollten wir diese Todesdefinition auf den oben geschilderten Fall der Motorrad-Patientin anwenden, müßten wir die Patientin, die selbständig atmet und deren Herz ohne intensivmedizinische Unterstützung weiterschlägt, konsequenterweise begraben.

Die Ausführungen mögen deutlich gemacht haben, daß Patienten mit einem Funktionsausfall von bestimmten Gehirnteilen nach dem geltenden Ganzhirntod-Kriterium eindeutig leben. Jedes Konzept des Teilhirntods impliziert eine Wertung menschlichen Lebens. Solche Konzepte sind immer problematisch, weil sie über die biologisch-medizinischen Sachfeststellungen hinausgehen und variable Wertvorstellungen enthalten:

»So verständlich es ist, für die Bestimmung von Anfang und Ende des Menschenlebens auf das ›spezifisch Menschliche‹ bauen zu wollen, so sehr muß auf die notwendige biologische Basis des Menschen verwiesen werden, wenn es gilt, wertfrei und nicht manipulierbar festzustellen, ob ein Mensch lebt oder nicht. Die Definition des Todes als ›Teilhirntod‹ ist auch deshalb problematisch, weil dabei zwar in der Regel das Bewußtsein endgültig verloren ist (›irreversibles Koma‹), nicht aber die zentrale Steuerung der Körperfunktionen« (Wiss. Beirat 1993, S. 2178).

Hirntod als Tod oder als Phase im Sterben?

Die Kritik am Hirntod-Kriterium: Sind Hirntote wirklich tot?

Bei den Kritikern des Hirntod-Kriteriums ist es Mode geworden, besonders spektakuläre Beispiele von Hirntoten aus der Sensationspresse heranzuziehen, um ihren Standpunkt zu festigen. Der populärste Fall aus diesem Bereich ist wohl das »Erlanger Baby«. Hier versuchten Ärzte des Erlanger Krankenhauses den Fötus einer schwangeren hirntoten jungen Frau durch intensivmedizinische Maßnahmen am Leben zu erhalten. Dieses und andere Beispiele werden immer wieder zitiert, um das Hirntod-Kriterium »anzuzweifeln«: Wie kann eine Frau tot sein, wenn in ihrem Leib eine Schwangerschaft noch über Tage und Wochen aufrechterhalten werden kann?

Zu welchen Leistungen sind Hirntote noch fähig? Hirntote können schwitzen, Fieber entwickeln, ihren Blutdruck und Puls regulieren und zum Teil noch komplexe Bewegungen ausführen. Der Neurochirurg Linke wendet ein, daß bei einem Hirntoten noch 97 % von ihm lebendig seien. Unter der Überschrift »Lazarus-Syndrom« behauptet Linke, daß Hirntote durchaus leben können:

»Beim Hirntoten ist an Lebensäußerungen noch vieles möglich, was ihm im Leben vielleicht manchmal sogar verwehrt war. So kann es bei einem solchen ›Toten‹ durchaus noch zu einer dauerhaften Erektion kommen. Aus der Sicht der Neurophysiologie handelt es sich dabei lediglich um einen Rückenmarksreflex. Aber was heißt hier ›lediglich‹? Irgendwann wird auch das neurophysiologische Korrelat unserer sublimsten Lebensregungen – Liebe, Staunen, Dankbarkeit etwa – aufgewiesen sein. Werden wir dann sagen, daß es sich dabei auch lediglich um ein neurophysiologisches Geschehen handele und wir, die wir diese Lebensregungen empfinden, eigentlich tot seien?« (1993, S. 119 f.; 1988, S. 173 f.)

Inwieweit diese prinzipielle Haltung gerechtfertigt oder revisionsbedürftig ist, soll im folgenden Abschnitt diskutiert werden. Hierzu sollen die bekannt gewordenen Fallbeispiele aus der jüngsten Medizingeschichte näher untersucht werden, da durch verfälschte Darstellungen der Sensationspresse bis heute ein entstelltes Bild des Hirntod-Kriteriums geschaffen wird. Auch wenn in diesen Fällen eine Organspende nicht zur Debatte stand, ist die öffentliche Diskussion um die Organspende sehr negativ beeinflußt worden.

Hirntod und Schwangerschaft: Das »Erlanger Baby«

Der Fall[14]: Bei einem Verkehrsunfall erleidet die 19jährige Marion Ploch schwerste Schädel-Hirn-Verletzungen. In der Erlanger Universitätsklinik führen die Ärzte eine computertomographische Untersuchung des Schädels durch mit dem Ergebnis: »Massive maligne Hirnschwellung, keine intrakranielle Blutung, offene vordere Schädelbasisfraktur. Infauste Prognose.« Drei Tage später werden alle klinischen Zeichen eines dissoziierten Hirntods festgestellt und durch ein Null-Linien-EEG sowie den Nachweis eines zerebralen Durchblutungsstillstands in der transkraniellen Dopplersonographie bestätigt. Die Hirntote hatte sich zu Lebzeiten hinsichtlich einer Organtransplantation ablehnend geäußert, so daß eine Organentnahme nicht in Frage kommt. Allerdings wird bei ihr

---

14 Zum folgenden siehe: Schlake u. Roosen, Der Hirntod als der Tod des Menschen, 1995, S. 66–69

unerwartet eine Schwangerschaft festgestellt, die nach Ultraschalluntersuchungen trotz des Unfalls vollkommen intakt ist und zu diesem Zeitpunkt etwa der 15. Schwangerschaftswoche entspricht. Mit den Möglichkeiten der modernen Frühgeborenenmedizin haben Frühgeborene ab der 26. Schwangerschaftswoche eine Überlebenschance von 50 %. Das heißt: Der Foetus wäre außerhalb des hirntoten Mutterleibes in keinem Fall lebensfähig. Umgekehrt führt ein Abstellen des Beatmungsgerätes zum unweigerlichen Tod des Kindes im Mutterleib. Unter Berufung auf das Lebensrecht des ungeborenen Kindes entschließen sich die behandelnden Ärzte dazu, die intensiv-medizinische Behandlung fortzuführen und dadurch die Schwangerschaft im hirntoten Leichnam der Marion Ploch aufrechtzuerhalten. Nach einem komplikationslosen Verlauf über fünf Wochen kommt es plötzlich zu einem Fieberanstieg und Zeichen einer Lungeninfektion im Körper der hirntoten Mutter. Die Folge: Spontanabgang der Leibesfrucht.

Für die meisten Menschen mag dieser Fall eine extreme Sonderform der Hirntod-Problematik darstellen. Erschwerend kommt eine unbehagliche Unanschaulichkeit der modernen Apparatemedizin hinzu.»Noch mehr überfordert die Konstellation eines unmittelbaren Zusammentreffens von werdendem und gewesenem Leben in einem einzigen Leib, dessen Funktionen durch die moderne ›Apparatemedizin‹ künstlich aufrechterhalten werden, die Vorstellungskraft der meisten Menschen« (Schlake u. Roosen 1995, S. 67). Gerade dieser Fall veranlaßt uns, über die Frage nachzudenken: »Dürfen wir alles, was wir können?«[15]

Zu den stärksten Hirntod-Gegnern gehörte der Philosoph Hans Jonas, der bis zu seinem Tode (1993) in entscheidender Weise die Diskussion geprägt hat und hier stellvertretend für den überwiegenden Teil der Kritik zitiert werden soll. In seinem Brief an den Arzt Hans Würmeling schreibt er: »Die ›Beatmung‹ macht die Lunge atmen. Die atmende Lunge macht das Herz schlagen. Das schlagende Herz macht das Blut zirkulieren. Das zirkulierende Blut badet alle Organe und in ihnen alle Zellen, hält die letzteren am Leben,

---

15 Zur ausführlichen Darstellung des »Erlanger Babys« siehe: Bockenheimer-Lucius u. Seidler 1993

die Organe am Wirken. (...) Zu dem gemeinsamen Wirken gehört die Verwertung der zugeführten Nahrung, also der Stoffwechsel, und zwar des ganzen Leibes in allen seinen Teilen – die basale Seinsweise des Lebens schlechthin. Konglomerat, Herr Professor? Brutkasten, Herr Doktor? Leichnam, Hans-Bernhard? (...) Das alles wurde überholt durch die Nachricht von der Totgeburt. Mit eben dieser – paradoxerweise – war die Leichnamsthese wirksamer widerlegt als durch alle Lebenszeichen zugunsten des Fötus und des Fortgangs der Schwangerschaft. Daß es ein ›Leichnam‹ sein soll, der da ein Fieber entwickelt, wenn bei einem darin eingeschlossenen Organismus etwas schiefgeht, und daß es der Uterus einer ›Toten‹ sei, der dann die Kontraktionen vollführt, die das nun tote Kind ausstoßen – das ist doch ein offenbar verbaler Unfug, ein semantischer Willkürakt im Dienste eines äußeren Zweckes. Der spontan abortierende Leib gab rückläufig und endgültig jenem Augenschein des rosig durchbluteten warmen Leibes recht, den die gelehrten Herren uns archaischen Laien für trügerisch erklärten. Im Lichte des wirklichen Todes des Kindes wurde der angebliche der Mutter zum Interpretationsprodukt (...)« (1995, S. 22 f.).

Typisch für diese Stellungnahme sind zwei tragende Gesichtspunkte:

(1) Für Jonas und andere ist der lebendige Leib ein unteilbarer und unantastbarer Wert und von daher als etwas hoch Heiliges zu betrachten. Als solcher sei er auf den Funktionszustand des Gehirns nicht rückführbar oder reduzierbar. Hieraus wird eine Angst spürbar, das Heiligste – das Leben – zu verlieren. In diesem Punkt kommt die eigentliche Schwierigkeit zum Vorschein, die für Hirntod-Gegner offensichtlich unüberwindbar scheint. Sie können oder wollen nicht von traditionellen Ansichten lassen, um Veränderungen aufzunehmen. Mit den Erkenntnissen und technischen Fortschritten in der Intensivmedizin ist es möglich geworden, den Tod viel früher als bisher festzustellen. Dafür ist es völlig irrelevant, daß der Leichnam noch »rosig« aussieht, sich »warm« anfühlt und so weiter. Solche Beobachtungen sind nur deswegen möglich, weil der Leichnam am Beatmungsgerät angeschlossen ist. Nach Abstellen folgen unweigerlich die »klassischen« Todeszeichen (Totenflecken, Totenstarre, Fäulnis).

(2) Als weiteren Kritikpunkt führen Hirntod-Gegner an, daß der Leichnam der Marion Ploch noch über eine komplexe intakte Hormonregulation verfügt habe, die zur Aufrechterhaltung der Schwangerschaft unbedingt erforderlich sei. Auch diesen Standpunkt muß man revidieren, da bereits der heranreifende Foetus mit einer eigenständigen Hormonproduktion ausgestattet ist. Die Schwangerschaft wird nach Entwicklung der Plazenta (Mutterkuchen) hormonell von ihr aufrechterhalten. So wurde im Fall des »Erlanger Babys« lediglich eine Grundversorgung mit Schilddrüsen- und Nebennierenhormonen von außen durchgeführt. Auch der plötzliche Fieberanstieg im Leichnam der hirntoten Schwangeren, der zum Spontanabort geführt hat, muß differenzierter betrachtet werden. Die Regulation des Wärmehaushalts beim Menschen wird von drei verschiedenen Systemen gesteuert: vom Hypothalamus, vom Rückenmark und vom autonomen sympathischen Nervensystem (vgl. Syniawa 1984). Beim Hirntod fällt auch die Funktion des Hypothalamus aus, weshalb die feine zirkadiane (nach biologischem Rhythmus) Temperaturregulation und die Abstimmung von Wärmeabgabe und Wärmedämmung aussetzen. Dieser Verlust wird durch eine Grobregulation der Körpertemperatur durch die verbleibenden intakten subzerebralen Systeme auf Rückenmarksebene auszugleichen versucht. Mit dieser Kenntnis läßt sich der Fieberanstieg der hirntoten Marion Ploch dadurch erklären, daß die zuviel produzierte Wärme nicht abgegeben werden kann. Das heißt, das Fieber ist unabhängig von intakten Strukturfunktionen des Gehirns entstanden. Wie verhält es sich nun mit der Ausstoßung des abgestorbenen Fötus? Für Hirntod-Gegner handelt es sich um einen aktiven Vollzug des hirntoten Leibes der Mutter als Zeichen des noch vorhandenen mütterlichen Lebens. Auch hier ist es hilfreich, sich zunächst die neuronalen Vorgänge vor Augen zu führen, die dem Abort zugrunde liegen. Die Gebärmutter (Uterus) ist ein birnenförmiges Hohlorgan, das aus glatter Muskulatur aufgebaut ist. Als solche verfügt sie über eine autonome, das heißt eigene Innervation und ist dem Gehirn nicht vollständig unterworfen. Dadurch können Kontraktionen der Muskulatur als örtliche Reaktion auf verschiedene chemische Substanzen erfolgen. Dies läßt sich in beeindruckender Weise mit entfernter Uterusmuskulatur in vitro

(im Reagenzglas) demonstrieren, also weit entfernt von jeder Ebene neuronaler Integration. Die Austreibung des Foetus läßt sich somit als fieberbedingte spontane Kontraktion der Gebärmutter erklären, die jenseits eines zentral gesteuerten oder bewußt erlebten Aktes aufzufassen ist. »Der hirntote, künstlich ernährte und beatmete Leichnam der Marion Ploch war nicht mehr und nicht weniger als ein lebensnotwendiger natürlicher ›Brutkasten‹ für das heranreifende Kind. (...) Damit schafft das Hirntod-Kriterium eine sinnvolle Grenzziehung zwischen dem eigentlichen personalen menschlichen Leben und einer residualen Lebensform, welche sich auf der Ebene einfacher vegetativer Restfunktionen verwirklicht« (Schlake u. Roosen 1995, S. 69).

Hirntod und Hormonregulation

Im Zustand des Hirntods werden charakteristische Phänomene durch Dysregulation im Hormonhaushalt beobachtet. Im folgenden Abschnitt werden die zugrundeliegenden Mechanismen grob skizziert. Die Regulation des Hormonhaushalts erfolgt durch die Hirnanhangsdrüse (Hypophyse). Wie schon der Name sagt, ist das nur 0.6 Gramm schwere, bohnengroße Organ vom Gehirn räumlich getrennt und mit diesem über den Hypophysenstiel verbunden. Der Gewebeaufbau ist von dem des Gehirns gänzlich unterschieden und wird in zwei Anteile untergliedert, die ihrerseits hinsichtlich Gewebe, Funktion und Entwicklung voneinander verschieden sind. Man unterscheidet den Hypophysenvorderlappen (HVL), auch als Adenohypophyse bezeichnet, der circa 70–80 % des Gesamtorgans ausmacht, und den Hypophysenhinterlappen (HHL), die Neurohypophyse. Der HHL geht aus dem Hypothalmus hervor und ist Speicher- sowie Abgabeort für die aus dem Hypothalamus empfangenen Hormone Oxytocin und Vasopressin (ADH). Oxitocin stimuliert die Milchsekretion der mütterlichen Brustdrüse sowie die Kontraktion der Uterusmuskulatur am Ende der Schwangerschaft. Vasopressin reguliert den Wasserhaushalt, indem es die Wasserretention und die Harnkonzentrierung der Niere steuert.

Fehlt Vasopressin, so kommt es zu einer pathologisch gesteigerten Wasserausscheidung über den Urin. Bei diesem Krankheitsbild des »Diabetes insipidus« gehen täglich bis zu 20 Liter Flüssigkeit verloren. Auch im Zustand des Hirntods tritt ein solcher Diabetes insipidus häufig als charakteristisches Begleitphänomen auf.

Im Gegensatz zum HHL, der nicht über eine eigene Hormonproduktion verfügt, synthetisiert der HVL eine Reihe von Hormonen selbst. Diese Hormone sind ihrerseits in der Regel glandotrop, das heißt sie bewirken die Produktion und Freisetzung der Hormone nachgeordneter endokriner Drüsen: das Wachstumshormon (STH), das die Schilddrüse stimulierende Hormon (TSH), das die Nebenniere stimulierende adrenocorticotrope Hormon (ACTH), die die Geschlechtsdrüsen stimulierenden Gonadotropine und das Prolaktin, das die Milchproduktion in der mütterlichen Brustdrüse stimuliert. Der HVL fungiert als Schaltstelle zwischen dem Hypothalamus als übergeordnetem, regulierendem Organ und den nachgeordneten endokrinen Erfolgsorganen (Schilddrüse, Nebenniere, Geschlechtsorgane). In dem der Hypophyse übergeordneten Hypothalamus findet die Produktion sogenannter Releasing(Freisetzungs)-Faktoren (oder auch: Releasing-Hormone) statt. Diese Faktoren können ihrerseits die Bildung und Freisetzung bestimmter Hormone im HVL anregen, welche schließlich die peripheren Erfolgsorgane zur Synthese der benötigten Hormone in Gang setzen. Dabei unterliegt die Produktion und Freisetzung der Hormone in die Blutbahn ausgesprochen fein modulierten Regelkreisläufen, so daß ein physiologisches Gleichgewicht zwischen »Angebot« und »Nachfrage« angestrebt wird. Die Konstanthaltung eines Hormonspiegels wird durch ein generelles Prinzip hergestellt: der »negative Feedback-Mechanismus«, der auf folgende Weise funktioniert: Ist der benötigte Hormonspiegel zu niedrig, wird der Hypothalamus zur Freisetzung von Releasing-Hormonen stimuliert. Steigt der Hormonspiegel daraufhin an, so wird die weitere Freisetzung von Releasing-Faktoren wieder eingestellt. Ein erhöhter Hormonspiegel wirkt sich demnach negativ auf die weitere Freisetzung von Releasing-Faktoren aus dem Hypothalamus aus. Analog erfolgt auch die Regelung zwischen dem Hormonspiegel im Blut und der Hormonproduktion im HVL. Für die wichtige Bewertung der Hor-

monregulation beim hirntoten Leichnam ist ferner die Kenntnis weiterer zwei Aspekte sehr dienlich:
1) Die Hypophyse ist, wie schon ausgeführt, vom Gehirn räumlich getrennt und befindet sich auch außerhalb des Gehirns und seiner knöchernen Schädelbegrenzung. Dadurch bleibt die Hypophyse vom gesteigerten Hirndruck und den dadurch bedingten Hirntod zunächst verschont.
2) Die Hypophyse wird zusätzlich direkt aus der inneren Halsschlagader (Arteria carotis interna) mit Blut versorgt. Auf diese Weise bleibt dem Organ eine Restdurchblutung erhalten und wird nicht sofort vom Zirkulationsstillstand des Gehirns erfaßt. Die Hormone werden teilweise unabhängig von übergeordneten Hirnteilen gebildet und können so lange ins Blut gelangen, wie die Hypophyse durchblutet bleibt oder bis die gespeicherten Hormone aufgebraucht sind.

Mit diesen anatomischen Gegebenheiten ist es dem HVL möglich, noch einige Zeit nach dem Eintritt des Hirntods zu überleben und Hormone zu produzieren (vgl. Howlett et al., 1989; Yokota et al., 1991).

Darüber hinaus konnte in mehreren Untersuchungen gezeigt werden, daß die Zufuhr von synthetisch-hergestellten Releasing-Hormonen, die normalerweise der Hypothalamus produziert, zu einer Freisetzung der Hormone in der Hypophyse führte. Diese Beobachtungen entsprechen denen im Zustand des Hirntods (vgl. Imberti et al., 1990, S. 167). Häufig werden solche Untersuchungen und Beobachtungen von Gegnern als Beweis dafür ins Feld geführt, daß das Gehirn doch nicht vollständig ausgefallen sei, wie es an der Restfunktion der Hypophyse erkennbar wäre. Wie bereits ausgeführt ist die Hypophyse (1) räumlich vom Gehirn getrennt, (2) ontogenetisch ein teilweise eigenständiges Organ (HVL) und (3) histologisch, das heißt im feingeweblichen Aufbau, vom Hirngewebe völlig verschieden. Damit stellt der HVL keinen Gehirnteil dar. Dagegen gehört der Hypothalamus eindeutig dem Gehirn an, so daß mit dem Gehirnausfall ein Diabetes insipidus resultiert, aber erst dann, wenn das im HHL gespeicherte Vasopressin verbraucht ist. Es kommt deshalb nicht bei jedem

Hirntoten sofort zum Diabetes insipidus (»Wasserruhr«) (Schlake u. Roosen 1995, S. 21).

In Tierexperimenten konnte belegt werden, daß die vasopressinvermittelte Restfunktion (also keine Wasserruhr) auf zweierlei Wege zustande kommen kann[16]: (1) Eine erhaltene Wirkung von Vasopressin kann durch erhaltene isolierte Durchblutung im HHL gegeben sein, wo das hypothalamische Hormon gespeichert ist und nach dem Hirntod abgegeben wird. (2) Es befindet sich eine erhaltene Menge an Vasopressin im Erfolgsorgan selbst, das heißt in den Nieren. Auch hier würde trotz Hirntod ein Diabetes insipidus für die Zeit, bis das Hormon ganz aufgebraucht ist, ausbleiben.

Hirntod und spinale Reflexautomatismen

Im Zustand des Hirntods können charakteristische Bewegungen der Extremitäten auftreten. Sie erfolgen entweder spontan oder als Reaktion auf äußere Reize. Ohne Kenntnis der zugrundeliegenden Mechanismen können solche Phänomene nicht nur bei den Angehörigen, sondern auch beim medizinischen Personal selbst zu Verwunderung führen. Typische Bewegungen, wie Hochheben der Arme und Gehbewegungen erwecken dabei den Eindruck, als ob sie bewußt ausgeführt würden. In Anlehnung an den Bibeltext im Johannes-Evangelium wurden solche Bewegungen auch als »Lazarus-Zeichen« bezeichnet.[17]

Wie sind die Bewegungen der Extremitäten zu verstehen? Das Gehirn besitzt hemmende und aktivierende Neurone, die zum Rückenmark ziehen. Mit dem Ausfall der Gehirnfunktion fallen

---

16 Zum folgenden siehe die Zusammenstellung der Forschungsergebnisse bei Schlake u. Roosen 1995, S. 23.
17 Beispiele hierzu finden sich bei: Ivan 1973; Jörgensen 1973; Ropper 1984; Turmel et al. 1991. – Im Johannes-Evangelium (Joh 11; 39–44) heißt es: »Herr, er stinkt schon; denn er hat 4 Tage gelegen. (...) rief er [Jesus] mit lauter Stimme: Lazarus, komm heraus! Und der Verstorbene kam heraus.«

nicht nur die aktivierenden, sondern auch die hemmenden Neurone aus. Durch das Ausbleiben des hemmenden Einflusses auf das Rückenmark kommt es zu »einer ›Enthemmung‹ spinaler Reflexschablonen« (Schlake u. Roosen 1995, S. 54). Ferner können derartige Reaktionen auch nach Abstellen des Beatmungsgerätes und gelegentlich beim »Herztod« beobachtet werden. In beiden Fällen tritt ein plötzlicher Sauerstoffmangel auf, der die Neurone im Rückenmark reizen kann (Schwarz 1990).

»So befremdlich und vielleicht erschreckend derartige Phänomene auch für Außenstehende sein mögen, sie entstehen zweifelsfrei außerhalb des Gehirns und damit außerhalb jeglichen Bewußtseins auf der Ebene von Rückenmark, Nerven und Muskulatur. Sie haben mit dem personalen Leben des Menschen nichts mehr zu tun« (Schlake u. Roosen 1995, S. 54).

Hirntod und Schmerzempfindung

Ein weiterer wichtiger Aspekt ist die Frage nach der Schmerzempfindung bei Hirntoten. Es geht hierbei prinzipiell um das menschliche Empfindungsvermögen. Anlaß zu solchen berechtigten Überlegungen geben die Feststellungen, daß es bei hirntoten Organspendern im Verlauf der Organexplantation zu einem vorübergehenden Anstieg von Blutdruck und Puls kommen kann (vgl. hierzu Gramm et al. 1992; Wetzel et al. 1985). »Die deutlichsten Reaktionen zeigen sich beim Hautschnitt sowie bei Präparationen am Brust- und Bauchfell und dem Abbinden größerer Gefäße. Neben Blutdruck- und Pulsreaktionen kann es zu Muskelzuckungen durch elektrische Schneideinstrumente sowie zu flächenhaften Hautrötungen und Schwitzen kommen« (Schlake u. Roosen 1995, S. 52). Wiederum sind es die Hirntod-Kritiker, die dem Hirntoten hier eine gewisse bewußte Fähigkeit der Schmerz- und Angstwahrnehmung beimessen. Das Hirntod-Kriterium reiche nicht aus, da der Betroffene augenscheinlich doch noch empfinden und wahrnehmen könne. Inwieweit es sich dabei um menschliche, bewußt erlebbare Phänomene beim Hirntoten handelt, muß näher unter-

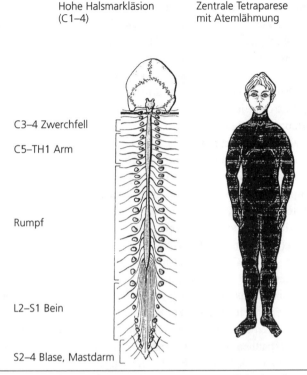

Abbildung 21: Spinales Querschnittssyndrom in Höhe des oberen Halsmarks
Eine hohe Halsmarkschädigung führt zu einer zentralen Lähmung aller Gliedmaßen (zentrale Tetraperese) in Kombination mit einer Atemlähmung. Das Bewußtsein ist dabei voll erhalten (aus: Stöhr et al., Neurologische Syndrome in der Intensivmedizin. Stuttgart, Kohlhammer, 1990, S. 197).

sucht werden.[18] Hier mag ein Vergleich mit Patienten mit kompletter Querschnittslähmung im Bereich des oberen Halsmarks das Problem etwas veranschaulichen (Abb. 21). Bei diesen Patienten liegt eine Unterbrechung der Nervenbahnen zwischen dem Gehirn und dem gesamten übrigen Körper beziehungsweise dem Rückenmark vor. So ähnlich verhält es sich auch beim Hirntoten, aller-

---

18 Das folgende nach: Schlake u. Roosen 1995.

dings mit dem wesentlichen Unterschied, daß der Querschnitts-Patient ein intaktes Gehirn mit einem Bewußtsein besitzt, welches ihm die Fähigkeit zur Schmerzempfindung und Schmerzmitteilung erhält. Werden solche Patienten vergleichbaren operativen Eingriffen unterzogen, lassen sich ebenfalls Veränderungen im Blutdruck und Puls beobachten. Auch Hautrötungen und Schweißreaktionen können auftreten, jedoch ohne daß eine Schmerzempfindung bewußt erlebt und ausgedrückt wird.

Als zweites Beispiel mögen die im Jahre 1946 an Katzen durchgeführten »Decapitierungs-Experimente« dienen. Bei Katzen wurde der Hirnstamm vom oberen Halsmark abgetrennt. Anschließende Manipulationen an Körperstamm und an den Baucheingeweiden führten ebenfalls zu einem Anstieg von Blutdruck und Puls. Darüber hinaus zeigten die Katzen auffällige Bewegungen der Extremitäten (Downman u. McSwiney 1946). Insgesamt bieten diese Phänomene große Ähnlichkeiten mit Beobachtungen bei Hirntoten während der Organentnahme. Auch in diesen Fällen liegen letztendlich spinale, das heißt subzerebrale Reflexautomatismen vor, die folgendermaßen zustande kommen:

»Ihnen liegen u. a. viszero-motorische Verschaltungen von spinalen Reflexbahnen mit vegetativen Fasern der Baucheingeweide zugrunde. Ebenso konnte bei Hirntoten nachgewiesen werden, daß Schmerzreize über Nervenfasern des Rückenmarkes eine Stimulation der Nebennieren hervorrufen, woraus eine zeitlich simultane Ausschüttung blutdrucksteigernder Nebennierenhormone resultiert. Dabei ist zusätzlich eine ›Enthemmung‹ des vegetativen Nervensystems durch den Wegfall hemmender Einflüsse des Gehirns anzunehmen« (Schlake u. Roosen 1995, S. 52; vgl. hierzu Conci et al. 1986; Kuwagata et al. 1991).

Resümee

Die stärkste Kritik des Hirntod-Kriteriums richtet sich darauf, daß der Hirntod nicht als der tatsächliche Tod des Menschen angesehen wird, sondern lediglich als eine Phase innerhalb des Sterbeprozesses. Das beruht im wesentlichen darauf, daß Hirntod-Kritiker die »Unanschaulichkeit« des Hirntods nicht hinnehmen können oder wollen. Sie lassen sich in ihrem Denken und Argumentieren vom äußerlichen Augenschein leiten und verweisen auf die in der Sensationspresse bekannt gewordenen Fallbeispiele. An erster Stelle wird der »Erlanger Fall« zitiert, in dem Ärzte des Erlanger Universitätsklinikums versucht haben, die intakte frühe Schwangerschaft in einer hirntoten Mutter intensivmedizinisch aufrechtzuerhalten, was jedoch nach mehreren Wochen mit einem Spontanabort der Frucht endete. Allerdings sollte man dabei nicht vergessen, daß eine Fortführung der Schwangerschaft nur deshalb möglich war, weil der hirntote Leichnam der Mutter mit Sauerstoff und anderen Substraten von außen versorgt wurde. Damit konnte man den nach dem Hirntod normalerweise eintretenden Ausfall der übrigen Körperteile intensivmedizinisch abfangen.

Daß es sich beim Hirntod nur um einen Zustand des Sterbens handele, suchen die Kritiker ferner damit zu belegen, daß Hirntote durchaus noch zu »menschentypischen Lebensäußerungen« fähig sind: Hirntote seien Lebende, weil sie ihre Extremitäten bewegen, Fieber entwickeln, schwitzen, ihren Blutdruck und ihre Pulsfrequenz steigern (was als Zeichen einer Schmerzempfindung gedeutet wird), ja sogar eine Erektion bekommen und erröten können. Dabei wird übersehen, daß alle genannten »Leistungen« vollständig darauf zurückzuführen sind, daß hier eine Abkoppelung des Gehirns vom Rückenmark und dem übrigen Körper vorliegt. Diese Vorgänge werden von hirntoten Leichen weder in irgendeiner Form wahrgenommen noch bewußt ausgeführt. Es handelt sich um rein subzerebrale, also spinale Phänomene und damit um reine Reflexautomatismen, die allein vom Rückenmark ausgehen und ohne zerebrale Regulation stattfinden. Mit anderen Worten: Gerade das Vorliegen solcher Phänomene belegt die Aufhebung einer zentralen Integration durch das Gehirn. Spinale Reflexautomatismen kommen dadurch zustande, daß der Ausfall des Gehirns mit dem Ausfall des aktivierenden und hemmenden Einflusses der Gehirnzellen auf das Rückenmark einhergeht. Es resultiert im Ergebnis eine Enthemmung der Rückenmarksneurone, wodurch es zu den beobachteten Reflexbewegungen kommen kann.

Hirntod-Kritiker wenden sich aber gegen die Annahme einer »Zentralsteuerung« des körperlichen Organismus durch das Gehirn; das Gehirn sei nur eines von vielen Steuerzentren des Organismus. Grundlage ihrer Vorwürfe ist die Bewertung des beim Hirntod noch vorhandenen Rest-Lebens. Ihnen ist das Leben des Menschen, ganz gleich in welcher Form, heilig. Deshalb müsse der Mensch, solange auch noch das geringste Leben in ihm sei, als Lebender behandelt werden. Gegen diese Haltung sei daran erinnert, daß in Zellen auch noch nach dem Zeitpunkt, in dem nach einhelliger Meinung und traditionell vom Tod des Menschen ausgegangen wird, biologische Prozesse ablaufen: So sind beispielsweise Lebensvorgänge an Spermien noch Tage selbst nach einem irreversiblen Herz-Kreislaufstillstand nachweisbar.

Im Hirntod »liegt ein bloß vegetativer Restbestand eines menschlichen Lebens, das selbst den Punkt der möglichen Wiederkehr unwiderruflich überschritten hat. (...) Es ist ein Zustand vegetativer Lebendigkeit, dem schon die typisch animalischen Lebenszeichen der Empfindung und Wahrnehmung und der sinnvoll der Umgebung antwortenden Bewegung fehlen. Natürlich fehlen erst recht alle Zeichen der typisch menschlichen Lebendigkeit, die man in der Hemmung des Handlungsimpulses und die Ausfüllung des dadurch entstandenen Freiraums durch erkennende und überlegende Tätigkeit, die sich sprachlich ausdrückt, erkennt« (Haeffner 1996, S. 812).

Hierbei handelt es sich unbestritten um Lebensvorgänge von Subsystemen in unterster Form, aber doch nicht um die spezifisch menschliche Lebendigkeit.

»Damit schafft das Hirntod-Kriterium eine sinnvolle Grenzziehung zwischen dem eigentlichen personalen menschlichen Leben und einer residualen Lebensform, welche sich auf der Ebene einfacher vegetativer Restfunktionen verwirklicht« (Schlake u. Roosen 1995, S. 69).

Hirntod als »Pforte« zu neuem Leben?

Organtransplantation: Möglichkeiten und Grenzen

»Die moderne Medizin leidet nicht an ihren Mängeln. Sie kann nicht zuwenig, sondern zuviel. Sie krankt nicht an ihrem Versagen, sondern am Übermaß ihrer Macht. Ihre Krise ist kein Zeichen von Schwäche, sondern allein das Fieber eines nie dagewesenen technischen Erfolgs. (...) Der moderne Arzt muß sich heute fühlen, wenn nicht wie Gott selbst, dann zumindest wie ein Erzengel. In seiner Macht stehen Leben und Tod. Er operiert ungeborene Säuglinge noch im Mutterleib, näht abgetrennte Arme und Beine wieder an, flickt Knochen, Adern, Sehnen und Nerven wieder zusammen, lehrt Taube wieder hören und Blinde wieder sehen und programmiert sogar verletzte Gehirne wieder neu. Diese Explosion des Machbaren wird nirgendwo so deutlich wie in der modernen Transplantationschirurgie. Die meisten von uns werden damit nie in ihrem Leben in Berührung kommen (einige vielleicht hinterher), aber als biotechnische Meisterleistung verdient sie nur Respekt« (Krämer 1989, S. 40 f.).

In den bisherigen Ausführungen ging es bei der Erörterung des Hirntods um das Ende des Lebens. Die Diagnose Hirntod kann aber auch eine »Pforte« zu einem neuen Leben für viele schwerkranke Patienten bedeuten. Da die Diskussion des Hirntods auch immer eine Diskussion um Organtransplantation ist, soll in diesem Kapitel auf Möglichkeiten und Regelung der Organübertragung eingegangen werden. Es ist hier überflüssig daran zu erinnern, daß die Hirntod-Diagnostik völlig unabhängig von einer möglichen Organspende durchgeführt wird.

1 Die Bedeutung der Organtransplantation

Unter Organtransplantation versteht man eine Operation, bei der gesunde (lebende) Organe oder Gewebe eines Spenders einem schwerkranken Menschen verpflanzt werden. Mit der Verpflanzung sollen die neuen Organe die Funktion der zerstörten eigenen Organe wiederherstellen, die nur bei der Niere durch eine apparative Ersatztherapie (Dialyse) kompensiert werden kann, nicht aber bei Herz und Leber. In der Regel werden während der Operation mehrere Organe entnommen (Mehrorganentnahme).

Welche Patienten sollen ein Organ erhalten? Es gibt nur zwei Indikationen: Erstens solche Patienten, deren Leiden durch eine Transplantation erheblich gelindert werden kann, was beispielsweise auf dialysepflichtige Patienten zutrifft, wenn sie eine neue Niere bekommen. Die zweite Indikation verlangt, daß das Leben des Patienten nur durch ein neues Organ gerettet oder verlängert werden kann, zum Beispiel durch eine neue Leber bei einem Patienten mit finalem Leberversagen oder durch ein neues Herz bei Patienten mit austherapierter Herzinsuffizienz. Für eine Organverpflanzung muß das zu entnehmende Organ funktionstüchtig sein, es darf seinerseits nicht geschädigt sein. Heute ist die Transplantation eine etablierte klinische Behandlungsmethode. Man unterscheidet die Übertragung von Organen und die Übertragung von Geweben.

2 Die Übertragung von Organen und Geweben

Die Übertragung von Organen

Niere

Den weitaus größten Anteil bilden die Nierenverpflanzungen. Seit der ersten Verpflanzung zwischen genetisch identischen Zwillingen im Jahre 1954 und genetisch unterschiedlichen Personen im Jahre 1962 wurden über 40.000 und weltweit über 300.000 Nieren verpflanzt.[19] Die Nierentransplantation weist von allen Organver-

---

19 Smit u. Schoeppe 1995, hier Anm. 1: Jahr der ersten Organübertragung

pflanzungen die höchste Erfolgsquote auf: 1 Jahr nach der Transplantation funktionieren noch etwa 80–90 % der übertragenen Nieren, nach 2 Jahren noch etwa 75 %, nach 5 Jahren etwa 60–70 % (Opelz u. Wujciak 1995). Bei den Grunderkrankungen der Empfänger steht die Glomerulonephritis (Entzündung der Filtrationskörperchen in der Niere) im Vordergrund, die verschiedene Ursachen haben kann. Durch die Diskrepanz der steigenden Zahl der Patienten und der zur Verfügung stehenden Spendernieren beträgt die durchschnittliche Wartezeit zwischen 3 und 5 Jahren. Ein besonderer Aspekt der Nierentransplantation ist die Möglichkeit der Lebendspende, das heißt die Übertragung einer Niere von einem gesunden Spender auf den Patienten. Die Lebendspende macht in Deutschland etwa 5 % der Nierenspenden aus. In der Hauptsache sind das Organe von nahen Blutsverwandten.

Herz

Seit der ersten Herzverpflanzung im Jahre 1967 durch Dr. Christian Barnard wurden weltweit bisher über 25.000 Herzen transplantiert. Die Hauptindikation zur Herztransplantation stellt die Kardiomyopathie (Erkrankung des Herzmuskels) dar, gefolgt von der koronaren Herzerkrankung (Erkrankung der Herzkranzgefäße). Nach einem Jahr leben circa 83 % der Herztransplantierten, nach 2 Jahren 78 % und nach 5 Jahren 65 % (Hosenpud et al. 1994). 25–30 % der Patienten versterben während ihrer Wartezeit auf ein Spenderorgan, da es hier im Gegensatz zur Dialyse der Nierenkranken keine schon allgemein mögliche apparative Ersatz- beziehungsweise Übergangstherapie gibt.

Leber

Im Jahr 1995 konnten in Deutschland von den benötigten 1200 Lebern nur 595 transplantiert werden. Ein Teil der Patienten verstarb noch während der Wartezeit. Im Vordergrund steht bei den Organempfängern die Leberzirrhose (bindegewebiger Umbau des

in Deutschland: 1969: Leber, 1969: Herz, 1979: Bauchspeicheldrüse, 1987: Lunge (isoliert).

Organs mit Verlust der Funktion). Schwierigkeiten bereitet die Organtransplantation bei Kindern: Wegen der unterschiedlichen Organgrößen zwischen Spender (Erwachsene) und Empfänger (Kinder) wird das Organangebot deutlich reduziert, da nur sehr wenige kindliche Spender zur Verfügung stehen. Im Gegensatz zum Herzen können bei der Leber Organteile (Lebersegmente) von Erwachsenen auf Kinder übertragen werden. Auch Lebersegment-Lebendspenden von Eltern auf Kindern können durchgeführt werden. Der Anteil dieser Lebendspenden macht nur einen minimalen Prozentsatz der Leberübertragungen aus und liegt auch deutlich unter dem der Nierenlebendspende. Insgesamt weist die Lebertransplantation eine beachtliche Erfolgsquote auf: Nach 1 Jahr leben noch 78 % der Empfänger, 75 % nach 2 Jahren und nach 3 Jahren noch 69 %.[20] Weltweit wurden bisher über 25.000 Leberverpflanzungen vorgenommen.

Lunge

1995 wurden in Deutschland 61 solitäre Lungentransplantationen (einseitig oder beidseitig) durchgeführt. Das waren ungefähr 30 % der benötigten Lungenübertragungen. Daneben werden auch Lungen zusammen mit dem Herzen transplantiert (Smit u. Schoeppe 1995, S. 25). Weltweit wurden bisher etwa 2000 Lungen und 1400 kombinierte Herz-Lungentransplantationen durchgeführt. 3 Jahre nach der Verpflanzung leben noch 70 % beziehungsweise 55 %.

Bauchspeicheldrüse

Weltweit wurden bis jetzt über 5000 Verpflanzungen der Bauchspeicheldrüse zur kausalen Behandlung der Zuckerkrankheit (Diabetes mellitus) durchgeführt, im Jahre 1995 waren es in Deutschland 62. Seit einigen Jahren gibt es auch kombinierte Organtransplantationen von Bauchspeicheldrüse zusammen mit der Niere (Smit u. Schoeppe 1995, S. 26). Die Erfolgsrate ist niedriger als bei den anderen Organen, konnte aber in den vergangenen Jahren

20 European Liver Transplant Registry 05/1968 – 06/1994.

gesteigert werden: Nach 1 Jahr leben noch 70 % der Transplantierten.

Derzeit wird sehr intensiv daran geforscht, auch andere Organe wie Magen, Darm und Milz zu verpflanzen. Erste Gelenke konnten bereits erfolgreich übertragen werden.

Die Übertragung von Geweben[21]

Augenhornhaut

Jährlich werden in Deutschland etwa 1.500 Verpflanzungen von Augenhornhaut (Cornea) durchgeführt. Aufgrund des besonderen Gewebeaufbaus finden immunallergische Abstoßungsreaktionen in der Regel nicht statt, so daß bei 85 % der Fälle ein dauerhafter Funktionszustand erreicht wird.

Gehörknöchelchen

Die Verpflanzung von Gehörknöchelchen ist hinsichtlich Häufigkeit und immunologischer Toleranz mit der Übertragung der Augenhornhaut vergleichbar. Die Übertragung von Augenhornhaut und Gehörknöchelchen ist heute problemlos und ermöglicht vielen Menschen, (wieder) zu hören und zu sehen. Die Bedeutung dieser Gewebeübertragungen kann nicht hoch genug angesetzt werden.

Knochenmark

In der Behandlung von Leukämien (Blutkrebs) und anderer schwerer Blutkrankheiten bietet die Transplantation von allogenem (fremdem) Knochenmark oft die einzige (und letzte) Therapiemöglichkeit. Der limitierende Faktor für eine erfolgreiche Behandlung ist die Übereinstimmung zwischen Spender- und Empfängergewebe. Bei der Knochenmarkstransplantation handelt es sich um eine Lebendspende. Anders als bei den bisher genannten Organ- und Gewebetransplantationen kann es hier zu einer Schädigung

21 Organspende und Organtransplantation, 1996, S. 6 f.

des Empfängers durch die transfundierten Blutzellen kommen. Die Spender-Blutzellen können eine immunologisch-toxische Reaktion im Empfänger auslösen (»Graft-versus-Host-Disease«), die häufig zum Tode führt.

Gehirngewebe

Zur Übertragung von Gewebe gehört auch die Verpflanzung von Gehirngewebe, die heute in vielen Ländern der Welt durchgeführt wird. Dabei wird lebendes Gehirngewebe von abgetriebenen Föten entnommen und Patienten mit der Parkinson-Krankheit eingepflanzt. Wenn aber nur lebendes Gewebe übertragen werden kann, kann folglich der Hirntod bei den Gewebespendern nicht festgestellt werden, weil er hier gar nicht vorliegt. Da die Gehirnverpflanzung eine besondere Form der Transplantationsmedizin darstellt, wird sie gesondert im folgenden Kapitel behandelt.

3 Gehirn-Transplantation

Das Thema der Gehirnverpflanzung ist in den letzten Jahren sehr aktuell geworden. Im folgenden Abschnitt sollen die wichtigsten Anwendungsgebiete einer Gehirntransplantation mit ihren ethischen Implikationen erörtert werden. Es wird vorausgeschickt, daß mit dem Ausdruck »Gehirntransplantation« nicht die Verpflanzung des ganzen Gehirns eines Menschen in den Kopf eines anderen Menschen oder in eine chemisch-biologische Nährlösung gemeint ist – wie fälschlicherweise oft geglaubt wird. Aufgrund der neuronalen Komplexität und der subtilen Blutversorgung des Gehirns mit feinsten Blutkapillaren ist ein solches Vorgehen medizinisch weder heute noch in naher Zukunft möglich. Bisher wurden lediglich Verpflanzungen von ganzen Köpfen bei Tieren und Verpflanzungen von Gehirngewebe sowohl bei Tieren als auch bei Menschen durchgeführt (vgl. Söling 1995, S. 274–280).

3.1 Kopf-Verpflanzungen bei Tieren

Die ersten Verpflanzungen von ganzen Köpfen bei Rhesusaffen führte der amerikanische Neurochirurg R. J. White durch. Dabei wurden die Affen zwischen dem vierten und fünften Halswirbel operativ »geköpft« und deren Köpfe auf den jeweils anderen enthaupteten Körperstumpf aufgenäht. Nach D. B. Linke (1993, S. 96 f.) soll der angenähte neue Kopf wenige Stunden nach der Operation die Augen geöffnet, ja sogar die umstehenden Ärzte zu beißen versucht haben. Mit einem EEG konnten am Affenkopf physiologische Hirnströme abgeleitet werden. Allerdings war der Affe infolge der Durchtrennung des Rückenmarks am Hals querschnittsgelähmt. Wenn man bei diesem Beispiel davon ausgehen kann, daß der verpflanzte Affenkopf ein normales Hirn- beziehungsweise Kopfleben hatte, dann erfüllte der Restkörper des Tieres lediglich die Funktion eines Energieversorgungssystems. Würde man die Querschnittslähmung zunächst außer acht lassen, dann stellt sich die Frage, ob es für diesen Affen nicht generell besser wäre, sein Kopf auf den Körper eines artfremden Tieres zu verpflanzen? Dazu meint Linke:

»Betrachtet man den menschlichen Körper nur als Energieversorgungssystem, so dürfte er als durchaus austauschbar für das als zentral erscheinende Gehirn angesehen werden. Die Frage der Identitätszuschreibung könnte dann rein am Kopf orientiert bleiben, es wäre gleichgültig, mit was für einem Energieversorgungssystem dieser Kopf am Leben erhalten würde. Die Aufpflanzung eines Menschenkopfes auf einen Känguruhkörper wäre aus dieser Sicht nicht nur gerechtfertigt, sondern sogar sinnvoll, falls die Känguruhschlagadern und der Kreislauf des Känguruhs eine ausreichende energetische Versorgung des Menschenkopfes gewährleisten würden« (1993, S. 97).

Diese Stellungnahme ist sicherlich etwas zugespitzt formuliert. Allerdings führt sie an die wichtige Frage heran: Wie ist das Verhältnis des Gehirns als stofflichem Substrat zu den stofflich nicht faßbaren Phänomenen wie Geist, Seele und Person und wie zum restlichen Körper? Wenn der restliche menschliche Körper nur als »Energieversorgungssystem« für das »hirnimmanente Menschsein« dient, könnte oder sollte man diesen nicht einfach durch ein anderes, besseres System ersetzen? Darüber hinaus könnte man durch ständiges Erneuern des Energieversorgungssystems den verpflanzten Kopf mit seinem Gehirn für eine sehr lange Zeit am Leben erhalten. Dadurch könnte auch die Seele, wenn sie denn nur an die Gehirnfunktion gebunden wäre, für eine sehr lange Zeit weiterleben. Linke spricht hier von der »ersten Unsterblichkeit auf Erden«.[22] Allerdings »besteht die Unsterblichkeit nicht in der unendlichen Verlängerung einer linear gedachten Zeitachse, sondern in der Vollendung des Menschen in seinem ganzen Vollzug. Eine Ganz-Hirnverpflanzung wäre demgegenüber nicht mehr als ein kümmerliches Unsterblichkeits-Surrogat. Letztlich scheint diese Diskussion ohnehin absurd, wenn man bedenkt, daß die Nervenzellen des Gehirns denselben Alterungsprozessen unterliegen wie andere Zellen des Körpers« (Söling 1995, S. 279).

3.2 Verpflanzung von Gehirn-Gewebe beim Menschen

Die ersten Verpflanzungen von Gehirngewebe beim Menschen wurden Anfang der 80er Jahre durchgeführt. Dabei wurde in Schweden und Mexiko Hirngewebe, das von abgetriebenen Embryonen stammte, in das Gehirn von adulten Patienten mit der Parkinson-Krankheit eingepflanzt. Das Ziel dieser Eingriffe liegt darin, degenerative Gehirnprozesse mit konsekutivem, irreversiblen Verlust wichtiger Funktionen durch das Einbringen lebender und frischer Nervenzellen zu kompensieren. So wird Parkinson-Kranken, die durch die Symptom-Trias fortschreitende Bewegungsarmut (Akinese), erhöhter Widerstand der Muskulatur (Rigor) und grobschlägiges Zittern (Tremor) gekennzeichnet sind, embryonales Nervengewebe in die geschädigte Hirnregion (hier: Substantia nigra) eingepflanzt. Das Implantat stammt in der Regel aus 9–11 Wochen alten Embryonen. Dieses Nervengewebe hat sich als besonders geeignet erwiesen, da es noch wachstumsfähig ist. Außerdem werden beim Patienten kaum Immunisierungsreaktionen be-

---

22 So der Untertitel von Linkes Buch: Hirnverpflanzung. Die erste Unsterblichkeit auf Erden. 1993.

obachtet. Soll ein Implantat funktionieren, kommen nur lebende Nervenzellen in Frage, so daß man das benötigte Material unmittelbar im Anschluß an die Abtreibung entnehmen muß. Tatsächlich konnte nachgewiesen werden, daß die Implantatzellen im Gehirn des Empfängers anwachsen und sogar den fehlenden Transmitter Dopamin produzieren. Bisher wurden weltweit über 400 Parkinson-Patienten auf diese Weise behandelt, unter anderem in Mexiko, China, Kuba, USA, England, Spanien und Schweden, allerdings nicht in Deutschland. Es wird diskutiert, diese Technik auch für andere zerebrale Abbauprozesse anzuwenden, wie die Alzheimersche Erkrankung, Veitstanz (Chorea Huntington), Multiple Sklerose, Schizophrenie und andere. Linke weist hier kritisch auf die ethischen Probleme hin, die mit einer derartigen »Hirntransplantation« verbunden sind, und führt aus, »daß diese Techniken Gegenstand der Erörterungen von Ethikkommissionen waren und daß von diesen keine ethischen Bedenken erhoben wurden. Sie machten einzig zur Auflage, daß Abtreibungen nicht zum Zwecke der Hirngewebegewinnung durchgeführt werden dürfen. (...) Kein Gegenstand der Bedenken war es zum Beispiel, daß Gewebeentnahme zwecks Organverpflanzung nur beim Hirntoten gestattet ist, daß der Hirntod aber nicht vorliegen kann, wenn lebendiges Hirngewebe verpflanzt wird« (Linke 1993, S. 32). Wird mit dieser Kritik die auf dem Hirntod-Kriterium beruhende Organtransplantation in Frage gestellt? Zunächst sei darauf hingewiesen, daß bei allen bisher durchgeführten Eingriffen embryonales Nervengewebe ausschließlich auf dem Boden einer legalen Abtreibung entnommen wurde; die Abtreibung wurde völlig unabhängig von einer Gewebeentnahme durchgeführt.

Anders verhält es sich natürlich, wenn man eine Abtreibung aus welchen Gründen auch immer ablehnt: »Die Übertragung bestimmter Gehirnzellen von Embryonen auf Parkinsonkranke ist solange abzulehnen, wie sie eine Abtreibung voraussetzt.«[23] In gleicher Weise argumentiert der Theologe und Mediziner G. Bockamp:

---

23 Organtransplantationen. Erklärung der Deutschen Bischofskonferenz und des Rates der Evangelischen Kirche in Deutschland, Hannover 1990, S. 8.

»Der Gebrauch von Embryonen, die spontan oder nicht-vorsätzlich (indirekt) abgetrieben worden sind, ist grundsätzlich erlaubt, wenn die aufgestellten Kriterien erfüllt werden: Der Tod muß mit Sicherheit festgestellt werden« (1991, S. 247). Würde man diesen Stimmen Recht geben und den eingetretenen Hirntod als den Tod des Menschen zugrunde legen, dann käme man unausweichlich in eine Sackgasse, die Söling so beschreibt: »Da das sicherste und von seiten der Kirchen auch anerkannte Kriterium für den Tod eines Organismus der Hirntod ist, Nervengewebe aus toten Gehirnen jedoch für die Transplantationen ungeeignet sind, ist eine Gehirngewebstransplantation demnach nur möglich, wenn sie verboten ist, oder nur erlaubt, wenn sie sinnlos ist« (1995, S. 280). Eine Auflösung des Problems bieten Schlake und Roosen an:

»Eine derartige Nutzung embryonalen Gewebes zu Transplantationszwecken mag ethisch kritikwürdig sein, diese Kritik richtet sich aber nicht gegen das Hirntod-Kriterium, sondern führt in die Diskussion um die ethische Zulässigkeit der Abtreibung und die Nutzung des dabei anfallenden embryonalen Gewebes. Die gesellschaftliche und gesetzliche Legitimierung einer Abtötung von Embryonen während einer Abtreibung hat zur Voraussetzung, daß diesem vorgeburtlichen Leben ein personales Selbstbewußtsein, eine bewußte Leidensfähigkeit und demnach auch eine personale rechtliche Schutzwürdigkeit [im Sinne eines Peter Singers] abgesprochen werden muß. Indem bisher ohnehin auf eine Todesfeststellung abgetriebener Embryonen verzichtet wurde, läßt sich hierfür auch keine Notwendigkeit vor einer Entnahme von Hirngewebe ableiten. Hinzu kommt, daß das Hirntod-Kriterium auf vorgeburtliches Leben nicht anwendbar ist, da ein Funktionsverlust des gesamten Gehirns erst nachgewiesen werden kann, wenn eine solche Funktion vorher bestanden hat« (1995, S. 64). Daß das Hirntod-Kriterium auf diese Fälle nicht angewandt werden kann, liegt auf der Hand – aber muß es denn überhaupt angewandt werden? Anders ist die Sachlage, wenn Gehirngewebe nicht von Embryos, sondern von anderen Spendern auf lebende Personen übertragen werden soll. Solche Eingriffe würden unbestreitbar die Grenze des medizinisch-ethisch Erlaubbaren überschreiten. Da auch in solchen Fällen nur lebendes Hirngewebe transplantiert werden könnte, wäre das nur unter Aufgabe des Ganzhirntod-Kriteriums als Voraussetzung für die Explantation lebenswichtiger Organe möglich. Das aber würde eine grobe Abweichung von der Grundmaxime bedeuten.

Abgesehen von dieser ethischen Problematik stellt sich die wichtige Frage, wie der Empfänger mit seiner neuen Situation umgehen soll. Bei jeder anstehenden Organtransplantation beschäftigt er sich mit dem Gedanken: »Soll ich den Tod hinnehmen oder das fremde Organ annehmen, um weiterzuleben?« Überlegungen und Sorgen dieser Art sind vor allem bei Patienten mit einem fremden Herz besonders deutlich, da wir im Gegensatz zu anderen Organen, wie Leber und Niere, mit dem Herzen viele Symbole und Gefühle verbinden. Der Betroffene fragt nach seiner Identifikation. Es gibt Patienten, die auch mehrere Organe erhalten haben. In beiden Fällen bleibt die Identität der besorgten Personen erhalten. Aber wie steht es um die Transplantation von fremden Gehirngewebe? Inwieweit bleibt die betroffene Person identisch mit sich selbst?

»Dies unterstreicht eindrucksvoll die Prämisse des Hirntod-Kriteriums, nach der die Personalität eines Menschen, das individuelle, unverwechselbare Ganze seiner menschlichen Existenz an sein Bewußtsein – und damit substantiell einzig an das Gehirn – gebunden sind. Wenn dieses teilweise oder – im theoretischen Extremfall als Ganzes – übertragen würde, wäre diese Selbstidentifikation nicht mehr erhalten. Die Übertragung von Teilen eines embryonalen Gehirns, welches noch unreif und zu keinen eigenständigen Bewußtseinsleistungen fähig war, stellt somit eine ethische Grenze des medizinischen Fortschritts dar, welche vielleicht gerade noch vertretbar ist, keinesfalls aber überschritten werden darf« (Schlake u. Roosen 1995, S. 65).

4 Organisatorischer Ablauf einer Organtransplantation

Daten-Transplantationszentren

Damit Organtransplantationen zügig und ökonomisch durchgeführt werden können, wurden medizinische Datenzentralen national und international eingerichtet. Dadurch soll eine zentrale Zuordnung von den bestgeeigneten Spenderorganen zu den wartenden Empfängern gewährleistet werden. Zu diesem Zweck werden für Deutschland die medizinischen Daten (Blutgruppe, gewebetypische HLA-Merkmale) von Empfängern und Spendern der zentralen Datensammelstelle im holländischen Leyden – »Eurotransplant« – per Computer mitgeteilt, der die Daten vergleicht und so den bestgeeigneten Patienten ermittelt. Welcher Patient ein Organ erhält, hängt neben der Übereinstimmung von Blutgruppe und HLA-Gewebetyp von der Wartezeit und dem momentanen individuellen Krankheitszustand ab. Wenn zu den Daten des Spenders kein entsprechender Empfänger im Eurotransplant-Bereich gefunden werden kann, wird bei den anderen Datenzentralen nachgefragt. Tabelle 3 gibt einen Überblick über die verschiedenen medizinischen Datenzentralen (Fassbinder et al. 1989, S. 22).

Tabelle 3: Die europäischen Organtransplantationseinrichtungen

Eurotransplant	Belgien, BRD, Luxemburg, Niederlande, Österreich
FranceTransplant	Frankreich, (Spanien, Schweiz)
HispanoTransplant	Spanien
ItalienTransplant	Norditalien (Mailand), Zentral- und Südprovinzen (Rom)
LusoTransplant	Portugal
Scandiatransplant	Dänemark, Finnland, Norwegen, Schweden
Swisstransplant	Schweiz
UKTransplant	Großbritannien, Irland

(aus: Fassbinder et al., Ethik und Organtransplantation. Sonderdruck des Arbeitskreises Organspende, Neu-Isenburg, 1989, S. 22)

Wie läuft eine Transplantation organisatorisch ab?[24]

1) Bei einem Patienten wird unter intensiv-medizinischer Maximaltherapie der Hirntod von zwei Ärzten festgestellt, die *unabhängig voneinander und dem Transplantationsteam sowie unabhängig von einer anschließenden Organentnahme* die Voraussetzungen und den klinischen Befund überprüfen.
2) Bei Vorliegen einer Einwilligung von seiten des Verstorbenen (zu Lebzeiten) oder von seiten der Angehörigen wird der Kreislauf des Leichnams für eine Organexplantation maschinell aufrechterhalten.
3) Organe und Gewebe werden entnommen und bis zu ihrer Einpflanzung steril konserviert.
4) Gleichzeitig werden dem Verstorbenen Blutproben entnommen und diese hinsichtlich Blutgruppe und HLA-Merkmale untersucht. Durch zusätzliche Laboruntersuchungen müssen infektiöse Erkrankungen (Hepatitis, AIDS u. a.) des Spenderorgans ausgeschlossen werden.
5) Die Labordaten werden Eurotransplant mitgeteilt, das per Computer den bestgeeigneten Empfänger ermittelt.
6) Das konservierte Organ wird zum ermittelten Krankenhaus transportiert, in dem sich der Empfänger befindet.
7) Der Empfänger wird vom Spenderorgan benachrichtigt und schnellstens für die Organübertragung vorbereitet.
8) Das fremde Organ wird dem Empfänger eingepflanzt.

Nach Entnahme können die Organe verschieden lange bis zur Transplantation aufbewahrt werden: Herz etwa 4 Stunden, Leber etwa 10 Stunden, Niere bis zu 50 Stunden. Die Konservierung erfolgt in gekühlten und keimfreien Spezialbehältern. Dagegen können Augenhornhäute und Gehörknöchelchen über einen viel längeren Zeitraum aufbewahrt werden (Gewebebank), da diese als nicht durchblutete Gewebe leichter konserviert werden können.

---

24 Vgl. zum folgenden: Organspende rettet Leben! Arbeitskreis Organspende, Neu-Isenburg, 1995, S. 16–17.

Die Gefahr der Organabstoßung

Damit das fremde Organ nicht abgestoßen wird, erhält der Empfänger in der Regel für den Rest seines Leben Medikamente, die die immunologischen Abwehrvorgänge des Körpers unterdrücken sollen. Zur Verhinderung der Organabstoßung werden vor allem Cortison-Präparate und sogenannte Immunsuppressiva eingesetzt. Als wirksamstes Immunsuppressivum gilt derzeit das Medikament »Cyclosporin A«, womit die 5-Jahres-Überlebensrate der Patienten von früher 40–50 % auf heute 60–70 % gesteigert werden konnte. Dieser Erfolg wird allerdings mit einer Reihe von potentiellen Nebenwirkungen, also unerwünschten, den Organismus schädigenden Begleiteffekten, erkauft. So führt die zur Abstoßungsprophylaxe benötigte Immunsuppression zu einer erhöhten Anfälligkeit des Organismus für Infektionen, die ihrerseits wieder mit Antibiotika behandelt werden müssen. Die Infektanfälligkeit wird zusätzlich dadurch erhöht, daß das Knochenmark durch die Immunsuppression in seiner Funktion als Blutbildungsstätte unterdrückt wird. Als weitere mögliche Nebenwirkungen können Wundheilungsstörungen, Geschwürbildung, blutige Blasenentzündung, Leber- und Nierentoxizität und bösartige Tumore auftreten. Diese Effekte sind bestens bekannt und werden bei Bedarf entsprechend therapiert.

Die Kosten

Da die Transplantationsmedizin mit einem hohen technischen und Personalaufwand verbunden ist, mag angesichts der momentanen Einsparungspolitik im Gesundheitswesen der Bundesrepublik ein kleiner Kostenexkurs sehr interessant sein. Es werden die Kosten der Dialyse-Behandlung mit den Kosten einer Nierentransplantation in Tabelle 4 verglichen.

Wie aus der Tabelle zu entnehmen ist, liegen die jährlichen Kosten für die Dialyse deutlich über den Ausgaben einer einmaligen Nierentransplantation.

Tabelle 4: Kostenvergleich zwischen Dialyse und Nierentransplantation

Dialyse	
Heimdialyse, CAPD*	etwa 50.000,– DM jährlich
Zentrumdialyse	etwa 60.000,– DM jährlich
Klinikdialyse	etwa 90.000,– DM jährlich
Nierentransplantation	
Transplantation einschließlich postoperativer stationärer Behandlung	etwa 50.000,– DM einmalig
Medikamente gegen Abstoßung	etwa 20.000,– DM jährlich

*CAPD (= continuous ambulatory peritoneal dialysis; kontinuierlich-ambulante Peritonealdialyse [Bauchfelldialyse])
(aus: Organspende rettet Leben! Arbeitskreis Organspende. Neu-Isenburg, 1995, S. 31)

5 Organspender – Organempfänger

Wer ist Organspender? Organspender sind Opfer von (Verkehrs-)Unfällen mit tödlichen Schädel-Hirn-Verletzungen und Patienten, die infolge ausgedehnter primärer Hirntumore und Hirnblutungen aufgrund internistischer Vorerkrankungen versterben.

Zu den medizinischen Voraussetzungen gehören (das Lebensalter), der Ausschluß bestimmter Vor- und Grundkrankheiten und die intakte Funktion des entsprechenden Organs. Auszuschließen sind maligne (bösartige) Tumoren außer primären (im Gehirn selbst entstandene) Hirntumoren, maligne Systemerkrankungen, ansteckende Erkrankungen und eine Sepsis (lebensbedrohliche systemische Infektion), allgemeine Gefäßleiden und je nach Organ einzelne Befunde und Ereignisse. Die Funktion des fraglichen Organs erkennt man aus der Anamnese und aus den aktuellen Laborbefunden. Dagegen gibt es für die Entnahme von Augenhornhaut und Gehörknöchelchen keine Alterslimitierung. Bei der Niere als paarigem Organ besteht neben der Leichen- auch die Möglichkeit der Lebendspende, die unter Verwandten und neuerdings auch bei Lebensgefährten durchgeführt wird. Bei einer Übertragung von Eltern auf ihre Kinder oder zwischen Geschwistern ist die Wahrscheinlichkeit sehr groß, daß die fremde Niere nicht abgestoßen wird. Am besten gelingt die Organverpflanzung bei eineiigen Zwillingen, da hier die gewebetypischen HLA-Merkmale identisch sind. Außerdem fällt die lange Wartezeit auf das Organ mit der Lebendspende weg. Seit kurzem wird eine Nierentransplantation auch unter Ehepartnern durchgeführt. Die Erfolge sind unerwartet beachtlich. Trotzdem kann die Lebendspende erhebliche organische sowie psychologische Probleme für den Spender bedeuten. Prinzipiell bereitet jede Entnahme von Organen (Niere) oder Gewebe (Knochenmark) nur gesundheitliche Nachteile für den Spender, die auch sein Leben kosten können. Deswegen ist die freie Zustimmung des Spenders absolute Grundvoraussetzung für eine Transplantation. Inwieweit der Spender tatsächlich frei entscheiden kann, ist schwer beurteilbar, weil der Druck von seiten der anderen Familienmitglieder, finanzielle Anreize und andere Zwänge, die auf ihn einwirken, nicht feststellbar sind. Weder der Organspender (zu Lebzeiten) noch die Angehörigen haben Einfluß darauf, wer die Organe erhalten soll. Dies wird ausschließlich medizinisch nach der Übereinstimmung der Blutgruppen- und Gewebemerkmale sowie nach Dringlichkeit bestimmt, damit keine wechselseitigen Abhängigkeiten entstehen.

Aus diesem Grund wird den Angehörigen eines Leichenspenders der Name des Empfängers nicht mitgeteilt. Darüber hinaus sind Vergütungen an die Angehörigen des Spenders oder an diesen selbst (bei einer Lebendspende) nicht möglich. Der Handel mit Organen zu Transplantationszwecken ist ethisch nicht vertretbar und spielt hierzulande keine Rolle, weil sich die Transplantationszentren einen Codex gegeben haben. Das erlassene Transplantationsgesetz verbietet den Handel mit Organen.

Daß Menschen sich einer postmortalen Organspende im Fall des eingetretenen Hirntods verweigern, gründet im wesentlichen in psychologischen Barrieren. Diese sind vor allem mit der Scheu des Menschen, sich mit dem Tod auseinanderzusetzen, und mit der Angst, vorzeitig für tot erklärt zu werden, verbunden. Tabelle 5 faßt Befürchtungen und Fehlinformationen von Befragten zum Thema Organspende zusammen, die nach der Häufigkeit der Nennungen aufgelistet sind.

Tabelle 5: Gründe für das Versagen der Erlaubnis zur Organspende

Man mag mir etwas zufügen, bevor ich wirklich tot bin.
Die Ärzte könnten meinen Tod beschleunigen.
Ich mag nicht über das Sterben nachdenken.
Ich mag nicht, daß mich jemand nach meinem Tod aufschneidet.
Nie darüber nachgedacht.
Mein Körper soll intakt bleiben für ein vollkommenes Nachleben.
Vielleicht hat meine Familie etwas dagegen.
Es ist gegen meine Religion.
Es ist zu kompliziert, dafür eine Erlaubnis zu geben.

(aus: Fassbinder et al., Ethik und Organtransplantation. Arbeitskreis Organspende. Neu-Isenburg 1989, S. 74)

Der Organ-Empfänger

Organempfänger sind chronisch schwerkranke Patienten, deren Leben nur durch ein neues Organ gerettet beziehungsweise verlängert oder deren Lebensqualität dadurch deutlich verbessert werden kann. Die Patienten sind in ihrer schulischen Ausbildung oder beruflichen Ausübung, wenn überhaupt möglich, drastisch eingeschränkt und müssen auf vieles verzichten: Sie können nicht mehr alles essen und trinken, reisen, wohin sie möchten, sich selbst entfalten. In der Regel liegen die leber- und herzkranken Patienten schwerkrank in der Klinik oder müssen im Fall einer Niereninsuffizienz jeden zweiten Tag dorthin an die Dialysemaschine (»künstliche Niere«). Mit Fortschreiten der Wartezeit schreitet auch die Organinsuffizienz voran, und der Herz- und Leber-Patient weiß, daß es mit ihm bald ganz zu Ende sein wird. Es ist ein Wettlauf mit dem Tod. Erschwerend kommt hinzu, daß sie nur durch den Tod eines anderen Menschen mit dem passenden Organ auf Hilfe hoffen können. Doch am schlimmsten ist die ständige und bleibende Angst, daß das Organ jederzeit abgestoßen werden kann. Manche Patienten sehen die Schuld für Abstoßungsreaktionen bei sich selbst als eine Art Bestrafung des Schicksals für vergangene Taten.

Der Empfänger ist von allen Beteiligten am stärksten betroffen – vor, während und nach der Transplantation. Für ihn beginnt mit der Transplantation ein »neues«, ein »zweites« Leben, weswegen viele Transplantierte den Tag der Transplantation als zweiten Geburtstag feiern. Diese Freude des Transplantierten ist nur zu verstehen, wenn man von dem langen Leidensweg vor und auch nach der Transplantation weiß.

Wenn man sich vor Augen führt, daß etwa durch die Verpflanzung einer Fremdniere die Befindlichkeit eines Dialyse-Patienten entscheidend verbessert wird und man damit seinem Dasein neue »Lebensqualität« schenkt, dann ist gerade die Transplantationsmedizin als ein wertvoller Beitrag zur Menschenwürde und zu einem »menschenwürdigen Dasein« zu betrachten, wie es das folgende Beispiel von der Nierentransplantierten Frau Edeltraud Bauer dokumentiert.

6 Edeltraud Bauer: »Mein Leben an der Maschine«

Meine »Nierengeschichte« – ich hatte leider sonst schon eine nicht unerhebliche Vorgeschichte – fing vor vielen Jahren damit an, daß ich an meiner Arbeitsstelle einfach zusammenklappte. Ich kam in die Innenstadt-Klinik (München), wurde gründlich untersucht, Ergebnis: Nierenschrumpfung. Die Ärzte sagten mir, das käme von meiner langjährigen Schmerzmitteleinnahme gegen meine Migräne. Zu meiner Schande muß ich gestehen, ich war nicht sehr erschrocken, dachte über die Folgen damals gar nicht nach. Wichtig war mir eigentlich nur, daß ich wieder auf die Beine kam, meiner Arbeit im Büro nachgehen und vor allem meine Familie mit dem dazugehörigen 5-Personen-Haushalt einschließlich Haus und Garten versorgen kann. Zur Erhaltung der noch vorhandenen Gesundheit ging es so weiter, daß mich die Klinikärzte zur weiteren Beobachtung in die nephrologische (Nieren-)Ambulanz überwiesen. Dort wurde ich jahrelang von den Ärzten bestens betreut, zunächst in größeren Abständen, dann, als es langsam schlechter wurde, engmaschig. Daß die »künstliche Niere« auf mich wartet, wurde mir immer wieder gesagt. Inzwischen ging ich mit einem lachenden und einem weinenden Auge aufgrund meines schwer angeschlagenen Gesundheitszustandes in Rente (wegen Erwerbsunfähigkeit). Für meine körperliche Verfassung war es gut und notwendig, denn ich hatte viel Streß, aber auch Spaß an der Arbeit.

Persönlich dachte ich: Warum jetzt, wo die drei Kinder groß, in Ausbildung und bald auf eigenen Füßen sind? Die Ruhepause dauerte nicht allzu lange. Schließlich riet mir mein Nephrologe zur Shunt-Anlegung (Gefäßzusammenschluß von Arterie und Vene am Unterarm für den Dialyseschlauch, über den das Blut zur Maschine und nach der Entgiftung wieder zurück fließt), als »Lebensversicherung« sozusagen. Dazu wurde ich stationär in die Klinik aufgenommen.

Nach einem Aufklärungsgespräch über Bauchdialyse schaute ich mir die Dialyse-Station an. Ich entschied mich für die Hämodialyse. Den Vorteil der häuslichen Bauchdialyse hatte ich zwar erkannt, aber ich wollte nicht alle vier Stunden (außer nachts) zwecks Beutelwechsel auf die Uhr sehen und immer daran denken müssen. Ich wollte – wenn es schon sein muß – zur Blutwäsche in die Klinik, und zwar in die Frühschicht, dann nach Hause gehen und abschalten bis zum übernächsten Tag. So hatte ich mir das vorgestellt, denn ich bin, wie meine (erwachsenen) Kinder sagen, ein »Verdrängungskünstler«.

Es klingt mir heute noch wörtlich in den Ohren, wie der Stationsarzt kam und zu mir sagte: »Frau B., jetzt machen wir einen Punkt.« Ein paar Stunden später hing ich an der Maschine. Bei der zweiten Behandlung fragte mich der Pfleger vorsichtig: »Wie fühlt man sich so an der Dialyse?« Ich sagte: »Ich habe es lange genug gewußt.« Gewußt aber hatte ich nur, daß sie auf mich zukommt. Wie mein Körper reagiert und meine Gefäße mitmachen, das mußte man erst sehen. Psychisch jedenfalls hatte ich keine Probleme, mit mir selbst habe ich grundsätzlich kein Mitleid (mit anderen schon). Anfangs hatte ich ein gutes Gewicht, die Ausscheidung war noch normal, aber langsam versagte das »Brünnlein«, es tröpfelte nur noch. Damit begann die »Durststrecke«. Nur 500 ml Flüssigkeitsaufnahme pro Tag waren vorgegeben, das reichte mir nie. Es ließ sich also doch nicht wegschieben, ich mußte sehr wohl an die Dialyse denken, bei jedem Schluck. Darf ich ein Glas Wasser trinken, ist eine Tasse Kaffee noch drin? Ich mußte rechnen, lutschte Eiswürfel und Zitrone und war doch über dem erlaubten Gewicht. Es war hart, wenn ich dann nur ein halbes Glas Wasser oder gar keines während der Dialyse bekam (meistens hatten unsere lieben

Schwestern Mitleid), das »Nachsitzen« aber blieb mir nicht erspart, weil mein Kreislauf eine höhere Einstellung der Gewichtsabnahme nicht vertrug.

Ein anderes Problem war das Essen. Obwohl mein Magen sowieso nur kleine Portionen verträgt, hatte ich ständig einen zu hohen Kaliumspiegel. Das ist bei Dialyse-Patienten sehr gefährlich, kann in Ausnahmefällen sogar tödlich enden. Ich hatte das Gefühl, er steigt schon, wenn ich nur an Röstkartoffeln denke. Die Weintrauben zählte ich einzeln, Sünden wie Steinobst oder Schokolade naschen konnte ich mir überhaupt nicht mehr leisten. Ich hätte mich ja mit Wurst und Fleisch gut trösten können, aber da war dann wieder das Phosphat zu hoch, das durfte auch nicht sein. Mein schlechtes Gewissen und die Angst vor der Waage beeinflussen sogar die Freude auf das Wochenende, denn da lagen *zwei* Tage zwischen den Behandlungen.

Nun, das sind vielleicht banale Dinge, das hatte ich selbst in der Hand, und bei noch mehr Bereitschaft zur Entbehrung wären sie vermeidbar gewesen. Nicht aber die schlimmen Krämpfe, die Unruhe in den Beinen, der Juckreiz, der Blutdruckabfall, die Schwäche durch die Blutarmut und so weiter. Ich bekam sicher die besten Mittel zur Linderung, alles was gut und teuer war, aber ich mußte doch noch viel aushalten.

Zum Glück kam das Medikament »Epo« in Einsatz, und mein zu niedriges Hämoglobin (roter Blutfarbstoff) stieg wieder – ohne Blutübertragungen.

Die Gelenkschmerzen wurden nach ein paar Jahren unerträglich, das Parathormon (reguliert den Calcium- und Knochenstoffwechsel) war zu hoch. Die Epithelkörperchen (das sind linsenförmige, etwa 50 mg schwere Körperchen vor und hinter der Schilddrüse, die das Parathormon produzieren) wurden operativ entfernt, und es trat eine wesentliche Besserung ein. Bestehen blieb das Shunt-Problem: 14mal über die 9 Jahre verteilt mußten die Chirurgen helfen. Nach jeder Operation wurde ein Katheter gelegt, über den dialysiert wurde, bis der eine Shunt wieder zu punktieren war. Das hinterließ bei mir Spuren. Als Folge verschloß sich eine Vene, und es mußte deshalb einige Male eine Dilatation zur Aufdehnung der Gefäße vorgenommen werden. Für die mich betreuenden

Schwestern war es auch nicht gerade aufbauend, immer einen frischen Shunt in einem dick verschwollenen Arm zu tasten und zu treffen, sie leiden mit, wenn es dem Patienten weh tut. Bei jeder Blutwäsche zwei (gar nicht dünne) Nadeln setzen ergibt etwa 2.650 Stunden an der Maschine in 8½ Jahren. Mein Leben wurde nun ganz von der Maschine bestimmt. Problematisch war auch, daß man bei einem neuerlichen Verschluß an beiden Armen keinen Shunt mehr hätte legen können. Es kamen auch noch zwischendurch andere Sachen wie Achillessehnenentzündung, Hörsturz und anderes hinzu. Je größer die Schwierigkeiten wurden, um so mehr dachte ich an eine Spenderniere. Schon nach fünf Jahren auf der Warteliste hoffte ich verstärkt darauf. Ich wußte auch, daß es edle Menschen gibt, die bereit waren, über den Tod hinaus noch anderen zu helfen. Diese Erfahrung habe ich selbst machen dürfen, als ich bei entsprechenden Veranstaltungen am Stand vom Dialyse-Verein Organspender-Ausweise verteilte.

Mein Dialyse-Arzt unterstützte mich mit einem Gutachten über meinen Zustand und besprach sich mit dem Transplantationsteam. Dann endlich – im 9. Jahr der Dialyse – kam der erlösende Anruf: »Es ist eine Niere für Sie da!« Ich hoffte, daß sie passen würde. Alles ging schnell und gut. Als ich aus der Narkose aufwachte, fragte ich die Schwester: »Funktioniert die Niere?« Die erfreuliche Antwort: »Sie hat schon während der Operation die Arbeit aufgenommen.« Ich war erleichtert und unsagbar dankbar. Am 3. Tag schon wurde ich in »meine« Innenstadt-Klinik verlegt.

Es war für mich wie ein Wunder, daß nach so langer Zeit alles wieder wie am Schnürchen lief, als wenn nichts gewesen wäre.

Im August 1997 waren es zwei Jahre, daß ich unabhängig von einer Maschine leben darf. Ich freue mich jeden Tag darüber, schätze und genieße es, denke voll Dankbarkeit an mein(e)n Organspender(in). Ich darf trinken und essen, was und wieviel ich will. Ich kann reisen, wohin ich will. Der Tag gehört mir – im Gegensatz zu früher, wo die Dialyse mein Leben bestimmte. Auch die anstrengende Fahrerei zur Behandlung ist vorbei, die unzähligen Stunden an der Maschine sind vergessen. Trotzdem bleibt mir aber bewußt, daß die Möglichkeit zur Blutwäsche ein Segen für die kranken Menschen ist und daß ich ohne Dialyse nicht mehr leben würde.

Nicht vergessen werde ich auch die Menschen, die mich in dieser Zeit medizinisch betreut haben und meine Mit-Patienten, die fast alle – ebenfalls schon seit Jahren – auf eine Spenderniere warten. Ich werde weiterhin meine transplantierte Niere wie ein zartes Pflänzchen pflegen, mit genügend Wasser, ohne pralle Sonne, Bakterien fernhalten, so gut es geht. Ich weiß, was ich an ihr habe, und will sie behalten.

Januar 1998
Edeltraud Bauer, geb. 18.02.1932

Rechtliche Regelung der postmortalen Organentnahme

Erst mit dem Transplantationsgesetz 1997 wurden nach einer bemerkenswerten lebhaften Diskussion die *rechtlichen* Probleme der Organentnahme in groben Zügen geregelt. Bis dahin war es, bei Hunderttausenden von Transplantationen in deutschen Kliniken, unklar, wie die postmortale Explantation von lebensrettenden menschlichen Organen im Einklang mit dem Recht zu sehen war. Klarheit bestand nur darüber, daß eine lebensbeendende Organentnahme aus einem noch lebenden Menschen juristisch ausgeschlossen und strafbar war. So forderte Max Kohlhaas bereits 1967:

»Solange nicht der Tod medizinisch feststeht, also die künstlich hervorgerufenen rhythmisch lebenslos ablaufenden klassischen Funktionen der Herz- und Atemtätigkeit nur mehr ein Scheingebilde sind, ist jeder Eingriff, der auf Organentnahme beim Menschen zielt, nichts anderes als Körperverletzung oder gar vorsätzliche Tötung. Hier versagen auch alle Abwägungen zwischen totgeweihtem und hoffnungsvollem Leben. Solche Enge mag ein Nichtjurist bedauern. Sie ist die logische Folge des Mißbrauchs, der sichtbar mit solchen Abwägungen zwischen lebenswertem und lebensunwertem Leben getrieben worden ist.« Dabei wurde richtig erkannt, daß die Todesfeststellung nur eine rein medizinisch-ärztliche Aufgabe sein kann: »Jedoch ist der Gesetzgeber damit überfordert, wenn er auch noch die Kriterien des Todes in Normen gießen soll, die dann nach dem Stand der medizinischen Wissenschaft doch wieder bald überholt werden« (Kohlhaas 1967, S. 1492 f.).

Allerdings hat die medizinische Todesfeststellung ethische und rechtliche Konsequenzen induziert, seit eine Organübertragung von einem Verstorbenen auf einen lebenden, aber todkranken Menschen möglich wurde. Es geht um die Frage, unter welchen Bedingungen eine Entnahme von Organen und Geweben aus hirntoten Leichen gesetzlich erlaubt ist.

1 Verschiedene Regelungsmodelle

Der unübersehbare und zunehmende Notstand des Organmangels einerseits und die Bereitschaft zur Organspende nach dem Tod andererseits forderten eine juristisch verbindliche Regelung in diesem Bereich. Zur Ausfüllung dieses juristischen Vakuums wurden in den vergangenen Jahren insgesamt drei Rechtsmodelle zur Organentnahme ausgearbeitet und vorgeschlagen.

– *Widerspruchslösung:* Die Entnahme von Organen ist rechtlich dann erlaubt, wenn kein Widerspruch von seiten des Verstorbenen (zu Lebzeiten) vorliegt.
– *Zustimmungslösung:* Die Entnahme von Organen ist rechtlich nur dann erlaubt, wenn eine Zustimmung von seiten des Verstorbenen (zu Lebzeiten) vorliegt.
– *Informationslösung:* Wenn weder eine Zustimmung noch ein Widerspruch von seiten des Verstorbenen (zu Lebzeiten) vorliegen, werden die Angehörigen über eine mögliche Organentnahme informiert und erhalten eine Frist zum Einspruch.

International haben sich das Widerspruchs- und das Zustimmungsmodell durchgesetzt: In Frankreich, Belgien, Spanien, Österreich, Dänemark, Polen und Schweden[25] gilt die Widerspruchslösung. Die

---

25 Eine ausführliche Darstellung der Widerspruchslösung findet sich bei Bengt (1997): Die Organtransplantationsdebatte in Schweden.

Zustimmungslösung wird in den USA, Kanada, Australien, Neuseeland und Großbritannien praktiziert (vgl. Giesen 1988). Von beiden Lösungsmodellen kann man jeweils eine enge und eine erweiterte Form bilden: Während bei den »engen« Formen lediglich die Stellungnahme des Verstorbenen zählt, wird bei den »erweiterten« Formen stellvertretend die Stellungnahme von Angehörigen herangezogen, wenn der Verstorbene zu Lebzeiten sich dazu nicht geäußert hat. Diese Regelungen kann man noch weiter ausdehnen, so daß jeder Bürger zu einer Erklärung verpflichtet wird, die zentral registriert und jederzeit zugänglich ist. Denkbar wäre beispielsweise ein Vermerk im Personalausweis. Eine Sonderregelung der postmortalen Organentnahme findet sich in Japan. Dort können Organe nur dann entnommen werden, wenn Verstorbener *und* Angehöriger dem zugestimmt haben. Auf den ersten Blick bieten die Informationslösung sowie die jeweils erweiterten Formen den Vorteil, neben der individuellen Entscheidung des Verstorbenen auch die Meinung der Angehörigen zu einer Organentnahme zu berücksichtigen und zu respektieren. Dadurch wird nicht nur der Zugang zu transplantierbaren Organen erleichtert, sondern auch die Zahl der benötigten Organe deutlich gesteigert. Inhaltlich kommt das dem »Uniform Anatomical Gift Act« gleich, der 1968 erlassen wurde und heute für alle Bundesstaaten der USA gilt: Danach kann jeder Volljährige seinen Körper im Fall seines Todes zu Transplantationszwecken zur Verfügung stellen. Liegt eine Zustimmung des Betroffenen selbst – aus welchen Gründen auch immer – nicht vor, so können der Reihenfolge nach der Ehegatte, die eigenen erwachsenen Kinder, Eltern, erwachsene Geschwister und schließlich autorisierte fremde Personen die Entnahme von Organen freigeben (Sadler et al. 1968). Allerdings muß man sich fragen, ob eine derartige Regelung nicht zu hohe Anforderungen an die Angehörigen stellt.

Ein kurzes Beispiel soll verdeutlichen, welche Konsequenzen diese Anforderungen haben: Eltern erhalten einen Anruf, in dem ihnen mitgeteilt wird, daß ihr 20jähriger Sohn bei einem Verkehrsunfall verstorben ist. Bevor die erschütterten Eltern überhaupt realisieren, was vor sich geht, werden sie um ihre Einwilligung zur Organentnahme ihres Sohnes gebeten. Dieses Vorgehen wäre nach dem Informations- und dem »erweiterten« Regelungsmodell rechtlich erlaubt. Immerhin würde man den Angehörigen die Möglichkeit einräumen, sich dazu nicht zu äußern.

Nicht weniger problematisch ist die Nichtverfügbarkeit des menschlichen Leichnams: Der Körper eines jeden Menschen ist fremden Zwecken nicht zugänglich. Mit welchem Recht dürften also Angehörige, das heißt andere über den Leichnam entscheiden und verfügen? Wie sollte man ferner prüfen, ob die Angehörigen tatsächlich dem Willen des Verstorbenen entsprechen und nicht dem eigenen Werturteil folgen? Andererseits gilt für die Medizin der Rechtsgrundsatz, daß jeder ärztliche Eingriff in die körperliche oder psychische Integrität die *erklärte* oder zumindest *mutmaßliche Einwilligung* der betroffenen Person erfordert. Diese kurzen Ausführungen mögen deutlich machen, daß eine Fremdeinwirkung beziehungsweise Fremdbestimmung hinsichtlich einer Organentnahme rechtlich und ethisch nicht unproblematisch ist.

Es ist keine leichte Aufgabe, die verschiedenen persönlichen, ethischen und religiösen Weltanschauungen in eine einheitliche rechtliche Grundlage zu pressen. Das ist aber trotzdem notwendig, wenn die Organentnahme keinen willkürlichen Akt darstellen und zusätzlich jeder kommerzielle Organhandel unterbunden werden sollen. Zu diesem Zweck müssen nach Körner »wenigstens drei Gruppen von Bürgern mit verschiedener Interessenlage, nämlich solche, denen es wichtig ist,
- daß man ihre Ablehnung unbedingt respektiert,
- daß man ihrem Wunsch, ihre Organe für die Rettung anderen Lebens zu verwenden, möglichst entspricht,
- daß man sie mit dem lästigen Problem nicht oder gegenwärtig nicht behelligen soll« (1995, S. 56) unterschieden werden, deren Interessen das Gesetz entsprechen sollte.

So verschieden die Interessen der charakterisierten Gruppen auch sind, sie beruhen alle auf dem gleichen Recht, nämlich dem Recht auf Selbstbestimmung.

2 Das deutsche Transplantationsgesetz vom 1.12.1997

Es stellt sich die grundlegende Frage, ob und wie weit das Recht auf Selbstbestimmung nach dem Eintritt des Todes gewährleistet werden kann und soll. An dieser Stelle sollen Konnotationen religiöser und metaphysischer Natur nicht in die Diskussion eingebracht werden, da es hier nicht um den christlichen Glauben an ein ewiges Leben nach dem Tod oder die platonische Auffassung der Unsterblichkeit der Seele geht. Vielmehr soll im folgenden die Frage nach dem »postmortalen Persönlichkeitsrecht« untersucht werden – unabhängig von jeglicher Form einer transzendenten Fortexistenz des Verstorbenen.

Hierzu muß zunächst Klarheit darüber bestehen, was eine »Leiche« im Rechtssinne ist. Es ist äußerst fraglich, ob die Leiche nur eine »Sache« oder noch ein Persönlichkeitsrückstand ist. Am ehesten kann man sich darüber einigen, daß die Leiche keine »verkehrsfähige Sache« ist. »Zivilrechtlich ist die Rechtslage der Leiche trotz allem sehr strittig. Sie wird teilweise als ›Rest der Persönlichkeit‹ aufgefaßt, was aber keine Klärung bringen kann. Ein Eigentum an der Leiche, die auch als ›herrenlose Sache‹ gilt (obwohl strittig ist, ob eine Leiche überhaupt eine Sache ist, zumindest strafrechtlich), ist wohl kaum begründbar« (Forster 1986, S. 5 f.). Ein Konsens besteht in der folgenden Weise: »Ein Toter steht im Schutz einem Menschen nicht mehr gleich, er besitzt aber auch eine andere Qualität als etwa ein verendetes Tier oder ein Vermögensgegenstand. Die Rechtsprechung hat herausgearbeitet, daß die schutzwürdigen Werte der Persönlichkeit die mit dem Tode erlöschende Rechtsfähigkeit des Menschen überdauern« (Schreiber u. Wolfslast 1985, S. 37). Diese schutzwürdigen Werte beinhalten »einen über den Tod hinauswirkenden Persönlichkeitsschutz, wie er sich z. B. in der Pflicht zur Beachtung von Beisetzungsanordnungen des Verstorbenen, im Schutz der Totenruhe, dem Verbot der Verunglimpfung des Andenkens Verstorbener (...)« (S. 37) niederschlägt. Hierbei wird darauf hingewiesen, »daß die durch Art. 2 II GG geschützte freie Entfaltung des Menschen auch zu Lebzeiten nur dann ausreichend gewährleistet wird, wenn der Mensch auf den Schutz seiner Persönlichkeit gegen grobe Verletzungen nach dem Tode vertrauen und in dieser Erwartung leben kann. (...) Allgemein wird davon ausgegangen, daß als Fortwirkung der Persönlichkeitsrechte des Lebenden über den Tod hinaus auch der zu Lebzeiten geäußerte Wille über die Behandlung des Körpers nach dem Tode zu respektieren ist« (S. 37 f.).[26]

Ferner gilt es zu bedenken, ob durch eine Organentnahme ohne Zustimmung des Verstorbenen und seiner Angehörigen eigene Rechte der letzteren verletzt werden.

»Zweifelhaft ist, ob eine Organentnahme auch *eigene Rechte der Angehörigen* beeinträchtigen kann. In Betracht kommen hier das Pietätsempfinden und das (...) Totensorgerecht der Hinterbliebenen. Das Pietätsempfinden hat rein ideellen Charakter. (...) Wenn es nichts anderes ist als der Ausdruck für die persönliche Verbundenheit, die zwischen den Hinterbliebenen und dem Verstorbenen bestand und die sich fortsetzt, dann kann diese Verbundenheit (...) durch eine Organentnahme gar nicht beeinträchtigt werden. Das *Totensorgerecht* gibt den Angehörigen Entscheidungs- und Verfügungsrechte hinsichtlich des Verstorbenen. Es schafft aber kein eigenes Recht der Angehörigen am Leichnam, sondern bedeutet nur, daß sie quasi als eine Art Testamentsvollstrecker den Willen des Verstorbenen zur Geltung bringen und damit auch seinen fortwirkenden Persönlichkeitsrechten zur Durchsetzung verhelfen können« (Schreiber u. Wolfslast 1985, S. 38).

Somit wird durch eine Organentnahme ohne die Zustimmung des Verstorbenen »das fortwirkende Persönlichkeitsrecht des Verstorbenen, das nach seinem Tode durch die Angehörigen wahrgenommen wird« (S. 38) verletzt, nicht hingegen ein eigenes Recht der Hinterbliebenen.

Grundsätzlich ist es jedoch erlaubt, ein Rechtsgut nach den Grundsätzen des *rechtfertigenden Notstandes* zugunsten eines an-

---

26 Vgl. hierzu: Art. 2 I GG: [Handlungsfreiheit, Freiheit der Person]: »Jeder hat das Recht auf die freie Entfaltung seiner Persönlichkeit, soweit er nicht die Rechte anderer verletzt und nicht gegen die verfassungsmäßige Ordnung oder das Sittengesetz verstößt.«

deren gefährdeten Rechtsguts zu verletzen.[27] Aber ist es deshalb auch erlaubt, das fortwirkende Persönlichkeitsrecht, hier durch Explantation ohne Zustimmung, zugunsten des zu rettenden Lebens des Empfängers zu verletzen? Auf der einen Seite steht der Verstorbene, dessen Organe mit der Zeit verwesen werden. Wenn die Organe nicht rechtzeitig herausoperiert werden, gehen sie verloren – aber nicht für den Toten, sondern für den lebenden schwerkranken Patienten. Auf der anderen Seite steht ein Patient, der unbedingt ein neues Herz oder eine neue Leber zum Weiterleben benötigt. Angesichts dieser Tatsachen dürfte kaum jemand gehemmt sein, die Entnahme lebenserhaltender Organe für gut zu heißen. Wenn der Verstorbene zu Lebzeiten einer postmortalen Organentnahme nicht zugestimmt oder nicht widersprochen hat, ist es zumindest problematisch – für Ärzte und Angehörige –, sich über seinen Willen hinwegzusetzen und über ihn zu bestimmen.

Die skizzierten Aspekte einer normativ gültigen Organentnahme mögen verständlich gemacht haben, daß von allen Möglichkeiten einer rechtlichen Organentnahme die Zustimmungslösung am wenigsten problematisch ist. Nur diese »anerkennt die nach umfassender Aufklärung erklärte, selbstbestimmte Einwilligung [›informed consent‹] einer einwilligungsfähigen (mindestens sechzehn Jahre alten) Person als das aus verfassungsrechtlicher Sicht unabdingbare Legitimationskriterium für die Organentnahme« (Höfling 1995, S. 452).

Ausgehend von den genannten Überlegungen hat sich der deutsche Bundestag nach einer langjährigen Diskussion in der Bundesrepublik Deutschland schließlich am 25. Juni 1997 mit einer Zweidrittelmehrheit für die »Erweiterte Zustimmung« mit der Feststel-

---

27 Gemäß: § 34 StGB: »Rechtfertigender Notstand. Wer in einer gegenwärtigen, nicht anders abwendbaren Gefahr für Leben, Leib, Freiheit, Ehre, Eigentum oder ein anderes Rechtsgut eine Tat begeht, um die Gefahr von sich oder einem anderen abzuwenden, handelt nicht rechtswidrig, wenn bei Abwägung der widerstreitenden Interessen, namentlich der betroffenen Rechtsgüter und des Grades der ihnen drohenden Gefahren, das geschützte Interesse das beeinträchtigte wesentlich überwiegt.«

lung des Hirntods als Voraussetzung für die Organentnahme entschieden. Das entsprechende Transplantationsgesetz ist seit dem 1.12.1997 rechtskräftig (das vollständige Transplantationsgesetz ist im Anhang abgedruckt). Außer bei der gesondert geregelten Lebendspende ist vor der Organentnahme »der Tod des Organspenders nach Regeln, die dem Stand der Erkenntnisse der medizinischen Wissenschaft entsprechen« festzustellen:

»Die Entnahme von Organen ist unzulässig, wenn (...) nicht vor der Entnahme bei dem Organspender der endgültige, nicht behebbare Ausfall der Gesamtfunktion des Großhirns, des Kleinhirns und des Hirnstamms nach Verfahrensregeln, die dem Stand der Erkenntnisse der medizinischen Wissenschaft entsprechen, festgestellt ist. (...)
Liegt dem Arzt, der die Organentnahme vornehmen soll, weder eine schriftliche Einwilligung noch ein schriftlicher Widerspruch des möglichen Organspenders vor, ist dessen nächster Angehöriger zu befragen, ob ihm von diesem eine Erklärung zur Organspende bekannt ist. (...) Der Angehörige hat bei seiner Entscheidung einen mutmaßlichen Willen des möglichen Organspenders zu beachten.«[28]

Diesem Rechtsmodell liegen tragende Überlegungen zugrunde:

(1) Der Hirntod ist die Zäsur zwischen Leben und Tod und markiert die Grenze, jenseits welcher die behandelnden Ärzte weder das Recht noch weniger die Pflicht haben, den nach Eintritt des Hirntods toten »Patienten« weiter zu behandeln (vgl. Laufs 1992, S. 45 f.). Es geht hier vor allem um den Respekt vor der erloschenen Existenz, um einen würdevollen Umgang mit dem Toten. Der Verstorbene hat einen verfassungsrechtlichen Anspruch darauf, daß er nicht gegen seinen Willen unnötig weiter intensivmedizinisch behandelt wird. Anders ist die Rechtslage, wenn eine Einwilligung in eine Organentnahme vorliegt. In diesem Fall ist eine Weiterbehandlung des Verstorbenen rechtlich erlaubt, um für eine begrenzte Zeit die nach dem Eintritt des Hirntods folgenden Absterbeprozesse der übrigen Organe (Herz, Nieren, Leber u. a.) in der begründeten Motivation einer Lebensrettung oder wenig-

---

28 Bundestagsbeschluß vom 25.6.1997, §§ 3–4. Das Transplantationsgesetz (»Gesetz über die Spende, Entnahme und Übertragung von Organen«) ist seit dem 1.12.1997 rechtskräftig.

stens einer deutlichen Verbesserung der Lebensqualität Dritter zu verzögern. Das vorgestellte Zustimmungsmodell wird von dem Recht der Selbstbestimmung der Person getragen, weil es von allen Modellen maximale Entscheidungsfreiheit postuliert. Auf dem Boden des Autonomiegehaltes werden personale Rechtsgüter wie die Garantie des Lebensgrundrechts (Art. 2 II GG) gewährleistet.[29] Für den besonderen Fall einer Organtransplantation bei Kindern und Jugendlichen unter 16 Jahren darf die Zustimmung der Eltern rechtswirksam gelten. Die Legitimation dieser Zustimmung liefert Art. 6 II GG durch Gewährung des elterlichen Sorgerechts.[30] »Dem steht die verfassungsrechtliche Position des Kindes als eines eigenständigen Grundrechtssubjekts im Ergebnis nicht entgegen. (...) Ein kindesrechtsverletzender Mißbrauch des Elternrechts, der den Grundrechtschutz entfallen ließe, kann hierin nicht gesehen werden« (Höfling 1995, S. 455–456).

Diesen Überlegungen zu Folge erscheint die (erweiterte) Zustimmungslösung aufgrund der Gewährung des weitestgehenden Persönlichkeitsschutzes als vorzugswürdig gegenüber der Widerspruchslösung.

Ausgehend von der freiwilligen Zustimmung kann eine postmortale Organspende nur als ein sehr starker Ausdruck der Liebe zum Nächsten verstanden werden. »Ein Akt der Liebe bleibt sie aber nur, solange in diese Organentnahme frei eingewilligt wurde. Jede Form des Zwangs würde ihr den Charakter als Tat der Liebe gerade nehmen« (Huber 1995, S. 474).

---

29 Vgl. Art. 2 II GG: [Handlungsfreiheit, Freiheit der Person]: »(2) Jeder hat das Recht auf Leben und körperliche Unversehrtheit. Die Freiheit der Person ist unverletzlich. In diese Rechte darf nur auf Grund eines Gesetzes eingegriffen werden.«
30 Vgl. Art. 6 II GG: [Ehe und Familie, nichteheliche Kinder]: »Pflege und Erziehung der Kinder sind das natürliche Recht der Eltern und die zuvorderst ihnen obliegende Pflicht. Über ihre Betätigung wacht die staatliche Gemeinschaft.«

3 Legitimation des Hirntod-Kriteriums

Zu Beginn dieses Kapitels wurde mit Kohlhaas festgestellt, daß die Entnahme eines lebenswichtigen Organs rechtlich nur dann erlaubt sein kann, wenn Ärzte den Tod des Spenders zweifelsfrei nachgewiesen haben. In der Medizin gilt die Feststellung des Hirntods als Todesfeststellung des Menschen. Die Diagnose des Hirntods legitimiert das Abbrechen aller intensivmedizinischen Maßnahmen beim Spender, die im weiteren Verlauf lediglich die folgenden Absterbeprozesse der einzelnen Organe unnötig verzögern würden. Eine Aufrechterhaltung des Kreislaufs kann man nur im Fall einer Organentnahme zu Transplantationszwecken rechtfertigen: »Dieser nach Zäsur Hirntod unrettbar dem Ende seiner restlichen Lebensfunktion entgegengehende menschliche Körper muß nicht mehr ärztlich behandelt werden, er darf es womöglich gar nicht mehr« (Huber 1995, S. 431). Das bedeutet jedoch nicht, daß der Hirntote rechtlos geworden ist. Ihm kommen die gleichen Rechte und Schutzansprüche zu wie Toten, weshalb der Leichnam des Hirntoten nicht willkürlichen Zugriffen ausgeliefert ist. Es tritt das fortwirkende Persönlichkeitsrecht in Kraft.

Hirntod-Kritiker dagegen erachten den Zustand des Hirntods nicht als den Tod des Menschen, sondern lediglich als eine Phase des Sterbens. Stellvertretend für den überwiegenden Teil der Kritik sollen hier Hoff und in der Schmitten (1995) und eine Stellungnahme des Bundesjustizministers Edzard Schmidt-Jortzig[31] zitiert werden. Diese verstehen den Tod als irreversiblen Zusammenbruch des menschlichen Organismus infolge des eingetretenen, unumkehrbaren Herz-Kreislaufstillstands. Deshalb sind Hirntote nach ihrer Auffassung nicht wirklich tot, sondern sterbende, das heißt noch lebende Patienten, die bis zu ihrem endgültigen Tod auch als solche zu betrachten sind. Dennoch wäre – wie es der Bundesjustizminister fordert – eine »Organentnahme während des Sterbens möglich«. Hier sollen nur die juristischen Aspekte dieser unhaltbaren Position dargelegt werden. Ob und inwieweit der Hirntod als der Tod des Menschen angesehen werden kann, wird später erörtert.

---

31 Süddeutsche Zeitung vom 2.6.1997.

Wenn manche Autoren den Hirntod nicht als den Tod des Menschen ansehen, muß man das respektieren und akzeptieren. Problematisch wird es allerdings, wenn sie sich gegen den Hirntod aussprechen, aber gleichzeitig für eine Organtransplantation plädieren. Denn beides miteinander zu vereinen ist unmöglich, da man nur frische, das heißt lebende Organe verpflanzen kann, wenn man diese dem Spender nach Feststellung des irreversiblen Hirntods entnimmt. Wartet man dagegen den endgültigen Herz-Kreislaufstillstand ohne Beatmung des Betroffenen ab, gehen die übrigen Organe im Körper des Leichnams zugrunde.

Um so erstaunlicher ist es, daß Hirntod-Gegner eine Organentnahme beim Vorliegen des Hirntods und bei einer Einwilligung des Spenders billigen. Mit anderen Worten: Es ist legitim, Hirntoten, die ihrer Ansicht nach schwerkranke Lebende sind, Organe zu explantieren, wodurch ihr »endgültiger« Tod infolge Herz-Kreislaufstillstand herbeigeführt wird. Nicht weniger problematisch ist ihre Begründung, der hirntote Mensch habe den Anspruch, seine Todesart frei zu wählen – hier durch die Entnahme seiner Organe. Diese Begründung versuchen sie vom Grundrecht auf Leben (Art. 2 II GG) abzuleiten, worin sie zugleich auch die »Grundlage der Freiheit des Sterbens im Sinne eines Rechts auf einen menschenwürdigen, mit selbstbestimmter Sinngebung erfüllten Tod« sehen (Höfling 1995, S. 453). Es ist selbstredend, daß dieser Begründungsversuch nichts weniger entspricht als der Legalisierung einer Tötungshandlung, die in deutlichem Gegensatz zur inhaltlichen Bestimmung des § 216 StGB steht: Eine Tötung auf Verlangen des Getöteten ist verboten (Tötungsverbot).[32] Das Leben wird strafrechtlich durch § 211 ff. StGB und verfassungsrechtlich durch Art. 1 GG (unverlierbare und unverzichtbare Menschenwürde) sowie Art. 2 II 1 GG (Recht auf Leben) gegen fremdschädliche Einwirkungen geschützt.[33] Bei einer Mißachtung oder Außerkraftset-

---

32 Vgl. hierzu § 216 StGB [Tötung auf Verlangen]: »(1) Ist jemand durch das ausdrückliche und ernstliche Verlangen des Getöteten zur Tötung bestimmt worden, so ist auf Freiheitsstrafe von sechs Monaten bis zu fünf Jahren zu erkennen. (2) Der Versuch ist strafbar.«

33 § 211 StGB [Mord], § 212 [Totschlag] usw.; Vgl. Art. 1 GG [Men-

zung des § 216 StGB resultieren dieselben Probleme wie bei der illegalen aktiven Euthanasie, auf die hier nicht näher eingegangen werden kann.

Hans-Ludwig Schreiber bemerkt hier richtig:

»Die Einwilligung in die Tötung durch Explantation, wenn der Betroffene noch lebt, ist keine Lösung, die unter ethischen, rechtlichen und verfassungsrechtlichen Gesichtspunkten akzeptabel sein könnte. Explantation als Vivisektion? Ich meine, daß die Transplantation von Leichenorganen in Deutschland dann konsequent eingestellt werden müßte. In der Sache zeigt diese Lösung, daß das angebliche, mit Würdeschutz gesicherte Leben der Hirntoten von den Hirntodgegnern in Wirklichkeit als ein Leben minderer Qualität angesehen und behandelt wird« (1995, S. 430).

Die Unsachlichkeit der zitierten Hirntod-Kritik dürfte damit hinreichend belegt sein.

Dagegen benutzt der Gesetzgeber das Hirntod-Kriterium im neuen Transplantationsgesetz zur Feststellung des Todes als Grundlage für die daraus abzuleitenden rechtlichen Normen.[34] Dem Kriterium liegt ein Verständnis zugrunde, welches dem Menschenbild des Grundgesetzes mit den darin verankerten Grundrechten entspricht (Art. 2 II 1 GG): Der Lebensschutz des Art 2 II 1 GG entfällt, wenn der Mensch als Person, d. h. als befähigter

---

schenwürde, Grundrechtsbindung der staatlichen Gewalt]: »(1) Die Würde des Menschen ist unantastbar. Sie zu achten und zu schützen ist Verpflichtung aller staatlichen Gewalt. (2) Das Deutsche Volk bekennt sich darum zu unverletzlichen und unveräußerlichen Menschenrechten als Grundlage jeder menschlichen Gemeinschaft, des Friedens und der Gerechtigkeit in der Welt. (3) Die nachfolgenden Grundrechte binden Gesetzgebung, vollziehende Gewalt und Rechtsprechung als unmittelbar geltendes Recht.«

34 Siehe hierzu: Brenner (1983): »Mit dem verfassungsrechtlichen Schutz menschlichen Lebens läßt es sich vereinbaren, bei endgültigem Aufhören der Gehirntätigkeit den Eintritt des Todes anzunehmen, weil die Tätigkeit des Gehirns den Kern menschlichen Daseins beinhaltet« (S. 89). Vgl. außerdem: Pieroth u. Schlink 1994; Hofmann 1990, S. 115 f.

Träger von Rechten tot ist.[35] Mit dem Hirntod müssen demnach das Ende des Lebens und das Ende des rechtlichen Lebensschutzes zeitlich zusammenfallen, weil dadurch auch die Grundlagen des Personseins verlorengehen müssen. Ob und inwieweit das tatsächlich zutrifft, soll nun im letzten Kapitel erörtert werden. Es geht dort um die Frage: Ist der Hirntod der Tod des Menschen? Damit untrennbar verbunden sind die Fragen: Ist der Hirntod der Tod des biologischen Organismus? und: Ist der Hirntod der Tod der Person?

Resümee

Derzeit werden weltweit jährlich Zehntausende Organ- (Niere, Herz, Leber, Bauchspeicheldrüse, Lunge) und Gewebetransplantationen (Augenhornhaut, Gehörknöchelchen, Knochenmark, Gelenke, Gehirngewebe) routinemäßig durchgeführt. An einer Verbesserung der Übertragung von Haut, Magen, Darm, und sogar ganzen Extremitäten wird intensivst experimentiert. Für die Transplantation gibt es strenge Indikationen, weshalb sie nur dann in Betracht gezogen wird, wenn dadurch ein chronisch schwerkranker Patient mit großer Wahrscheinlichkeit (1) eine erhebliche Verbesserung der Lebensqualität erwarten kann (z. B. wenn ein dialysepflichtiger Patient eine neue Niere bekommt) oder (2) nur durch ein neues Organ gerettet, das heißt sein Leben verlängert werden kann (z. B. wenn ein Patient mit austherapierter Herzinsuffizienz ein neues Herz bekommt). In Anbetracht des langjährigen Leidensweges, der meist von vielen und zum Teil schweren Komplikationen begleitet ist, beginnt für die meisten Organempfänger mit der Transplantation ein neues Leben.

Für eine erfolgreiche Transplantation ist neben dem technisch-operativen Eingriff die weitgehende Übereinstimmung von Blutgruppen- und Gewebemerkmalen (HLA-Typ) zwischen Spenderorgan und Empfänger ein limitierender Faktor. Deshalb erfolgt mit

---

35 Vgl. Art. 2 II 1 GG: »(2) Jeder hat das Recht auf Leben und körperliche Unversehrtheit.«

Hilfe von eingerichteten nationalen und internationalen Daten-Transplantationszentren (z. B. Eurotransplant in Leyden, Holland) eine zentrale Zuordnung von den bestgeeigneten Spenderorganen zu den Empfängern. Die Organe stammen entweder von Unfallopfern oder von Patienten, die an internistischen Erkrankungen (Hirnblutungen, Hirntumore) verstorben sind. Die Zahl der potentiellen Organempfänger liegt um ein Vielfaches über der der zur Verfügung stehenden transplantierbaren Organe. Für die geringe Bereitschaft zu einer postmortalen Organspende werden vor allem folgende drei Gründe angegeben: (1) die Scheu des Menschen, sich mit dem Tod auseinanderzusetzen, (2) die Angst, vorzeitig von der Medizin aufgegeben zu werden und (3) der religiös motivierte Anspruch auf die Unversehrtheit der Leiche.

Eine besondere Form der Organtransplantation ist die Verpflanzung von Gehirngewebe. Hierbei wird Föten im Anschluß eines Schwangerschaftsabbruchs Gehirngewebe entnommen und Patienten mit der neurologischen Parkinson-Erkrankung eingepflanzt. Da nur lebendes Gewebe verpflanzt werden kann, entfällt die Hirntod-Diagnostik. Allerdings stellt sich hier die Frage, ob das überhaupt notwendig ist, wenn bisher der Zustand des abgetriebenen Fötus auch nicht interessiert hat. Nur muß hier garantiert werden, daß ein vorzeitiger Schwangerschaftsabbruch nicht aus dem Grund einer Gehirnentnahme durchgeführt wird. Das wäre ethisch nicht vertretbar.

Die postmortale Organentnahme wird in den verschiedenen Ländern rechtlich nach zwei Modellen geregelt: 1. Nach der *Zustimmungsregelung* dürfen Organe nur dann entnommen werden, wenn eine Einwilligung dazu von seiten des Verstorbenen zu Lebzeiten (z. B. durch einen Organspenderausweis) oder seiner nächsten Angehörigen vorliegt. 2. Nach der *Widerspruchsregelung* dürfen Organe nur dann entnommen werden, wenn von seiten des Verstorbenen zu Lebzeiten kein Widerspruch vorliegt. Damit eine Organspende auch wirklich eine Organspende bleibt, kommt wohl nur die Zustimmungslösung in Frage. Allein diese beruht auf maximaler Selbstbestimmung des Menschen. Zweitens muß die Entscheidung zur Einwilligung absolut freiwillig erfolgen. Sowohl die Selbstbestimmung als auch die absolute Freiwilligkeit des Spenders zu Lebzeiten oder seines Vertreters nach dem Tod können durch das Widerspruchsmodell nicht oder nur bedingt berücksichtigt werden. Seit dem 1.12.1997 hat Deutschland ein Transplantationsgesetz, das die juristische Regelung der postmortalen Organentnahme verbindlich gewährleisten soll. Der Gesetzgeber muß sich auf die medizinische Todesfeststellung verlassen. Mit dem Eintritt des Todes endet der rechtliche Lebensschutz. Der Tod des Menschen und der Tod der Person müssen demnach in der medizinischen Diagnose »Hirntod« zusammenfallen. Hirntod-Kritiker dagegen sehen den Hirntod nur als Phase des Sterbens und nicht als das Ende des Sterbens an. Allerdings geraten sie nach juristischen Richtlinien in eine Sackgasse, wenn sie das Hirntod-Kriterium ablehnen, aber eine postmortale Organentnahme mit dem Eintritt des Hirntods eines noch lebenden Spenders rechtfertigen wollen. Denn das kommt rechtlich einer Tötung gleich (aktive Euthanasie).

Im folgenden Kapitel wird nun das zentrale Thema der vorliegenden Arbeit erörtert, weshalb die medizinische Diagnose »Hirntod« auch anthropologisch den Tod des Menschen bedeutet.

Ist der Hirntod der Tod des Menschen?

Sterben und Tod

Menschen sterben jeden Tag, und die Ursachen ihres Tods sind so vielfältig wie das Leben selbst. Dennoch sterben Menschen – wie alle übrigen Wirbeltiere auch – nur auf zwei Weisen: zum einen durch den endgültigen Ausfall von Atmung und Herz-Kreislauftätigkeit, zum anderen durch den irreversiblen Verlust der gesamten Hirnfunktion. Aber erfahren wir damit auch schon, was der Tod des Menschen ist, worin dieser besteht? Es erweist sich als außerordentlich schwierig, die unabwendbare Tatsache des Todes begrifflich positiv zu fassen. Leichter ist es, von einem negativen Erklärungsansatz auszugehen, das heißt den Tod als eine Art Mangelzustand, nämlich als »Zustand des Nicht-mehr-Lebens« zu bestimmen. Die Schwierigkeit einer inhaltlichen Todesbestimmung beruht wahrscheinlich hauptsächlich darauf, daß der Tod einerseits nur über den Tod anderer Menschen und andererseits durch die Reflexion über den eigenen Tod – wiederum nur als Ende des Lebens – in unser Bewußtsein eintritt. Damit leitet sich eine Todesdefinition vom eigenen Existenzverständnis ab. Und die Kriterien, die den Tod feststellen sollen, ergeben sich immer aus der zugrundeliegenden Definition. Mit anderen Worten: Die Definition des Tods legt automatisch fest, welche Kriterien zur Bestimmung des Tods notwendig sind. Es ist Aufgabe der Medizin, diese Kriterien durch ausgewählte Testverfahren zu diagnostizieren. Damit kann der Arzt zwar Aussagen über den Verlust des menschli-

chen Lebens, aber nicht über das Wesen des Tods machen. An der Stelle kann man zusammen mit Culver und Gert festhalten, daß die Feststellung des Tods drei Ebenen unterscheidet[36]:
- Eine naturwissenschaftliche Ebene, auf welcher die Kriterien für den Zustand des eingetretenen Tods bestimmt werden.
- Eine medizintechnische Ebene, auf der die spezifischen Tests angegeben werden, die die Erfüllung der Kriterien sicher anzeigen.
- Eine abstrakt-philosophische Ebene, auf welcher die Definition für den Tod des Menschen begrifflich gefaßt wird.

Todeskriterien, Testverfahren und Todesdefinition

Für das Selbstverständnis der Medizin ist es unabdingbar, Kriterien festzulegen, die den Tod eines Menschen mit letzter Gewißheit anzeigen. Diese müssen so beschaffen sein, daß sie mit objektivierbarer Sicherheit den irreversiblen Zustand des Tods erkennen lassen. Die Feststellung des Tods ist Aufgabe des Arztes, der sich an sogenannten sicheren Todeszeichen orientiert. Da der Begriff »Todeszeichen« in einer sehr allgemeinen Art und Weise gebraucht wird, haben Culver und Gert zwischen Todeskriterien, Testverfahren und Todesdefinition unterschieden. In den meisten Fällen ist diese Unterscheidung für das Verständnis nicht notwendig.

»Bedeutsam werden diese Unterschiede jedoch immer dann, wenn zu den herkömmlichen Todeszeichen ein neues und ein äußerlich wenig anschauliches hinzukommt. Denn für die Angemessenheit, Treffsicherheit und Zuverlässigkeit eines Zeichens gelten, je nachdem, ob es sich um eine Definition, ein Kriterium oder einen praktischen Test handelt, unterschiedliche Maßstäbe: Ein *Testverfahren* muß empirisch hinreichend überprüft sein, um zuverlässig anzuzeigen, daß das jeweils angewendete Kriterium erfüllt ist; ein *Kriterium* (beziehungsweise eine ›operationale Definition‹) muß dem Stand des Wissens, das heißt der wissenschaftlich besten

---

[36] Zuerst von Culver und Gert (1982, Kap. 10) konsequent unterschieden; vgl. hierzu auch Youngner u. Bartlett, 1983

Begründung, entsprechen, wenn es als Indikator für das Vorliegen der Definitionsmerkmale vertrauenswürdig sein soll; *Definitionsmerkmale* dagegen können weder empirisch noch im engeren Sinne wissenschaftlich gerechtfertigt werden, sondern müssen sich – bei etablierten Begriffen – durch Überlegungen der *Adäquatheit*, beziehungsweise bei noch nicht etablierten Begriffen – unter Gesichtspunkten der theoretischen und praktischen *Zweckmäßigkeit* begründen lassen« (Birnbacher et al. 1993, S. 2170 f.).

Eine Definition läßt sich weder empirisch prüfen noch mit wissenschaftlichen Ergebnisdaten absichern; und trotzdem ist sie nicht unsicher. Was der Tod bedeutet, können wir mit unseren Sinnen nicht erfassen. Die Medizin kann nur die Bedingungen (Kriterien) festlegen, unter welchen der Zustand des Tods eingetreten ist. Deswegen kann eine Definition anders als die ihr zugrundeliegenden Tests und Kriterien nicht falsch oder richtig sein, sondern »nur sinnvoll oder sinnlos, angemessen oder unangemessen, zweckmäßig oder unzweckmäßig« (Birnbacher et al. 1993, S. 2171).

Daraus folgt, daß die Wissenschaft objektive Aussagen nur über Kriterien und Tests machen, aber nicht so etwas wie eine objektive Definition für den Tod des Menschen liefern kann. Diese beruht auf einer Konvention, die allerdings nicht willkürlich festgelegt wird, sondern vom Prinzip der Adäquatheit und Zweckmäßigkeit ausgeht. Deshalb verfehlt H. Jonas den entscheidenden Punkt, wenn er die Definition des Tods durch den vollständigen und irreversiblen Ausfall der gesamten Gehirnfunktion in seinem berühmten Aufsatz zum Hirntodkriterium als »unsicher« anzweifelt (Jonas 1985, S. 233). Dasselbe Verständnisproblem scheint auch bei U. Eibach vorzuliegen, der die Todesdefinition dahingehend kritisiert, daß wir uns anmaßten, »zu wissen, was der Tod ist«. Er unterstellt damit, daß es neben oder jenseits der biologischen Todesdefinition noch einen »wahrhaften Tod« gebe (Eibach 1988, S. 169).

Wer die Hirntoddefinition ablehnt, wird auch die Kriterien ablehnen, nicht weil sie nicht valide genug wären, sondern weil sie seiner Ansicht nach nicht den menschlichen Tod anzeigen. Es ließen sich ohne weiteres andere Todesdefinitionen aufstellen. Diese könnten aber, wie oben dargelegt, nicht sicherer sein, sondern bestenfalls sinnvoller und adäquater.

Es ist durchaus erlaubt, das Hirntodkriterium auf seine Relevanz hin zu hinterfragen: Wie ist es möglich, mit dem Funktionsausfall nur des Einzelorgans »Gehirn« den unbezweifelbaren Tod des Menschen als Ganzes zu diagnostizieren? Hierzu bedarf es einer näheren Betrachtung der Frage, wodurch der Tod des Menschen – soweit wir ihn begreifen können – gekennzeichnet ist.

Verschiedene Stufen des Todes

Da der Todeseintritt nicht alle Teile des Körpers zur gleichen Zeit und im gleichen Maß erfaßt, verbleibt in einigen Körperteilen des Leichnams ein gewisses Restleben. Der Grund dafür liegt in der unterschiedlichen Sauerstoffmangel-Toleranz der verschiedenen Körperteile. So können Lebens- beziehungsweise Absterbeprozesse von Knorpelgewebe und Spermien noch lange nach der Beerdigung stattfinden. Aber mit dem Todeseintritt ist das Sterben des kranken Patienten beendet, er ist jetzt tot, eine Leiche im Dauerzustand des Todes. Das Sterben und der Tod beziehen sich im eigentlichen Sinne auf Sterben und Tod des Organismus als Ganzen, also des Menschen als Ganzen. Der Tod des Menschen schließt nicht aus, daß noch Lebensvorgänge auf anderen, untergeordneten Organisationsstufen vorhanden sein können. Diese Organisationsstufen bilden die Organe, die ihrerseits aus Gewebeverbänden bestehen, die wiederum aus einzelnen Zellen zusammengesetzt sind. Diese drei Stufen stellen selbständige Systeme dar, das heißt Organe, Gewebe und Zellen können auch außerhalb des menschlichen Körpers in entsprechenden Nährlösungen ihre Stoffwechselprozesse fortführen. Mit dem Tod des Organismus tritt sukzessiv der Tod der Organe, der Tod der Gewebe und der Tod der letzten Zelle ein, wobei solche Absterbeprozesse dem Tod des Menschen auch vorausgehen und ihn verursachen können (Abb. 22). Für die weitere Diskussion ist eine klare Unterscheidung dieser Todesebenen von sehr großer Bedeutung. Ebenso wichtig ist auch die Abgrenzung zwischen den Prozessen *Sterben* und *Todeseintritt* vom bereits eingetretenen Zustand des *Totseins*.

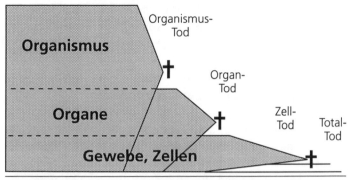

Abbildung 22: Verschiedene Ebenen des Sterbens und des Todes
Die Abbildung zeigt die verschiedenen Stufen des Sterbens und des Tods, die abhängig von der Zeit auftreten. (Mit freundlicher Genehmigung aus: Körner, Hirntod und Organtransplantation. Dortmund, Humanitas-Verlag, 1995, S. 9).

»Ein Unterschied fällt dabei besonders leicht doppeldeutigen Sprachspielen zum Opfer: Der gesamte Organismus, in dem es noch lebensfähige Gewebe und Zellen gibt, ist ›noch nicht ganz tot‹, obgleich er ›als ganzer Organismus tot‹ ist« (Körner 1995, S. 9).

Was ist anders beim Hirntod?

Wir haben gesehen, daß der Eintritt des Tods den Vorgang des Sterbens dadurch beendet und abschließt, daß eines der drei Zentralorgane Herz, Lunge oder Gehirn endgültig und unersetzbar ausfällt. Der Tod wird nachgewiesen, indem üblicherweise der Stillstand von Herz und Atmung als sich wechselseitig bedingende Kriterien des Tods geprüft und festgestellt werden. Trotzdem ist der nachgewiesene völlige und endgültige Ausfall der Gesamtfunktion des Gehirns ein ebenso eindeutiges und sicheres Todeskriterium wie die zwei anderen Kriterien. Lunge, Herz und Gehirn sind die uralten »Eintrittspforten des Todes« (»atria mortis«). Hierfür ist es völlig bedeutungslos, was die eigentliche Todesursache ist, da ja jedes Organ versagen und zum Tod führen kann (z. B. Nieren-, Leber-, Knochenmarksversagen usw.). Allerdings betrachten wir im praktischen Leben jemanden nicht als tot, wenn der Ausfall seiner Atmung oder Herztätigkeit apparativ kompensiert werden kann und dadurch seine Hirnfunktion erhalten bleibt.

1 Der dissoziierte Hirntod

Wird die Durchblutung des Gehirns zum Beispiel infolge eines Herzstillstands für längere Zeit unterbrochen, und bleiben die Reanimationsversuche ohne Erfolg, kommt es zur irreversiblen Schädigung des Gehirns und zum Tod des Patienten. Gelingt es, Atmung und Kreislauf erst nach der »Wiederbelebungszeit« des Gehirns wieder in Gang zu bringen oder stirbt das Gehirn durch den Stillstand nur seines Kreislaufs vor dem Herz- und dem allgemeinen Kreislaufstillstand, resultiert der »dissoziierte Hirntod«. Diese Entdeckung geht auf die französischen Ärzte P. Mollarét und M. Goulon zurück, die als erste 1959 ein neues Syndrom in der Intensivmedizin beobachteten: Sie beschrieben es als »Coma dépassé« (deutsch »überschrittenes Koma«). Ihre Beobachtungen zeigten, daß beim Vorliegen eines »Coma dépassé« trotz anfänglich erfolgreicher Reanimation der Tod bei fortgeführter maschineller Beatmung schließlich doch nicht verhindert werden konnte.

Bei der Obduktion war das Gehirn regelmäßig nekrotisch oder infolge der Abbauvorgänge bereits verflüssigt. Mollarét und Goulon schlossen aus diesen Befunden, daß das Gehirn entweder zum Zeitpunkt der Reanimation oder danach, jedenfalls vor den anderen Organen, abgestorben war. Man hatte also nur eine Leiche beatmet. Diese Beobachtungen führten zu einer Revision der bis dahin gültigen und unumstrittenen Todesfeststellung des Herz-Kreislaufstillstands.

Im Zuge dieser Entwicklungen schloß sich im Jahre 1968 eine Gruppe von Medizinern, Ethikern und Juristen zu einer Kommission, dem »Ad Hoc Committee of the Harvard Medical School«, zusammen, die die Beobachtungen des Coma dépassé unter dem Begriff des »Hirntods« subsumierte. Ebenso 1968 wurde in Texten der »Kommission für Reanimation und Organtransplantation der Deutschen Gesellschaft für Chirurgie« und in einem ministeriellen

Zirkular in Frankreich der Befund des Hirntods als Todeszeichen beschrieben (Ministère des Affaires Sociales, 1968, 1–3). Mit der Feststellung des Hirntods hatte man jetzt ein neues Todeskriterium an der Hand, bei dessen Eintritt es erlaubt wurde, eine Fortführung der intensivmedizinischen Behandlung abzubrechen.

Durch die maschinelle Langzeitbeatmung und künstliche Ernährung ist es auf der Intensivstation möglich, die drei lebensnotwendigen Organe Lunge, Herz und Gehirn »auseinanderzuidividieren« (Körner 1995, S. 7). Dadurch, daß der Hirntod zeitlich vor dem Erlöschen der übrigen Körperfunktionen eintritt, wird eine neue Situation geschaffen, in der die Intensivmedizin das weitere Absterben der übrigen Körperteile abzufangen sucht. Für diesen Zustand eines beatmeten Menschen mit abgestorbenem Gehirn verwendet der Neurologe Heinz Angstwurm (1993) den plastischen Ausdruck der »inneren Enthauptung«, nämlich einer »Enthauptung, deren Auswirkungen auf den Rumpf und die Kopfweichteile intensiv-medizinisch verhütet werden«. Dieser innere Zustand ist im Gegensatz zum Atem- oder Herzstillstand für den außenstehenden Beobachter nicht unmittelbar wahrnehmbar. Er kann nur auf der Intensivstation durch die Anwendung spezifischer Untersuchungsverfahren erkannt werden. »Doch auch wenn außerhalb der Intensivmedizin üblicherweise der Stillstand von Atmung und Kreislauf als Todeszeichen festgestellt wird, ist Tod immer wesentlich Hirntod, nie nur Lungentod und Herztod. Und zwar nicht weil – wie das in der Diskussion bestkultivierte Mißverständnis besagt – das den Menschen vor allen anderen Lebewesen auszeichnende bewußte Denken verlorengeht, sondern weil in ganz animalischer Weise wie bei jedem Wirbeltier mit dem Verlust der physiologischen Regelungs- und Steuerungsfunktionen des Zentralnervensystems ein Überleben des Organismus ausgeschlossen ist. Jedes Empfinden und Denken, jede Bewußtseinsfähigkeit ist außerdem zwangsläufig damit verloren« (Körner 1995, S. 7).

Halten wir also fest: Über die Beatmungsmaschine wird der Lunge Sauerstoff zugeführt, die ihrerseits das Blut des hirntoten Leichnams mit Sauerstoff anreichert. Der Herzschlag entsteht im Herzen selbst. Das Herz pumpt das Blut in die Peripherie und versorgt die übrigen Organe mit Sauerstoff. Über den so künstlich aufrechterhaltenen Kreislauf werden die zugeführten Substrate im übrigen Körper verteilt sowie der Säure- und Elektrolyt-Haushalt im Gleichgewicht gehalten. Mit diesen Maßnahmen können die Organe selbstregulativ weiterfunktionieren. Allerdings kann dieser Zustand nicht beliebig lang aufrechterhalten werden. Durch das Anhäufen von toxischen Metaboliten und zunehmende Stoffwechselentgleisungen, aber vor allem auch durch Infektionen kommt es schließlich zum Zusammenbruch des Kreislaufs und damit zum unaufhaltsamen Absturz auch des restlichen Körpers.

»Bei den meisten Patienten tritt ein Herzstillstand nach wenigen Tagen bis maximal einer Woche ein; in Einzelfällen sind allerdings erheblich längere Weiterbehandlungszeiten nach Eintritt des Hirntods beschrieben worden; in einem Extremfall betrug diese 68 Tage. Im Fall einer hirntoten Schwangeren, welche ein gesundes Kind zur Welt brachte, waren dies sogar 107 Tage. Es ist trotzdem eine Irrmeinung zu glauben, die moderne Intensivmedizin könne einen hirntoten Leichnam geradezu beliebig lange ›weiterlaufen‹ lassen« (Schlake u. Roosen 1995, S. 15; vgl. dazu Parisi et al. 1982; Bernstein et al. 1989).

Es geht hier um die prinzipielle Frage, die bereits Uwe Körner formuliert hat: »Kann man vom Eintritt des Todes nur anhand eines der drei Todeskriterien sprechen, wenn die anderen zwei aufgrund technischer Stützung nicht eingetreten sind oder auch nur eines der anderen zwei nicht eingetreten ist?« (Körner 1995, S. 11). Zur Klärung dieser Streitfrage wird es hilfreich sein, die prinzipiellen Unterschiede in der Funktion der drei Zentralorgane herauszustellen, welche sind:

Lunge: Die Hauptaufgabe der Lunge besteht in der Aufnahme von Sauerstoff aus der Atmungsluft mit Hilfe eines komplexen Atmungsapparats, bestehend aus den oberen Luftwegen (Nase, Rachen, Kehlkopf, Luftröhre), der Atemmuskulatur, dem Zwerchfell (wichtigster Atemmuskel) und der sogenannten auxiliären Atemmuskulatur (Scalenus-Muskulatur des Halses). In der Lunge angekommen diffundiert der Sauerstoff aus den Lungenalveolen (Lungenbläschen) in das vorbeiströmende Blut.

Herz: Das Herz ist ein muskuläres, vierkammeriges Pumporgan, das über die zuführenden Lungengefäße (Venae pulmonales) sauerstoffangereichertes Blut empfängt und über wegführende Blutgefäße (Aorta) den gesamten Körper mit Sauerstoff versorgt.

Gehirn: Das Gehirn steuert und reguliert zentral die Lebensvorgänge im Körper und faßt sie biologisch zu einem übergeordneten – beim Menschen – bewußtseins- und selbstbewußtseinsfähigen Organismus zusammen.

Da die Organe Lunge und Herz im wesentlichen Transportfunktionen erfüllen, können sie in der Intensivmedizin künstlich ersetzt werden. Die Ersetzbarkeit und Entbehrlichkeit dieser Organe wird noch deutlicher im Rahmen der Organtransplantation. Dies erkannte man bereits 1967, als der Chirurg Dr. Christian Barnard zum ersten Mal eine Herzverpflanzung durchführte. Ferner kann der Mensch, solange seine Gehirnfunktionen erhalten sind, auch bei vollständiger Zerstörung von Lunge und Herz mit Hilfe einer Herz-Lungen-Maschine am Leben erhalten werden. Dabei kann er grundsätzlich bei vollem Bewußtsein sein und in Kommunikation mit seiner Umwelt treten. Im Hirntod ist das nicht möglich.

Eine weitere Bedeutung des Hirntod-Kriteriums beruht darauf, daß im Fall des nachgewiesenen Hirntods jede Fortführung der Intensivbehandlung sinnlos wird. Darüber hinaus kommt für eine mögliche Organentnahme die Feststellung des Tods nur durch den Nachweis des Hirntods in Frage, weil die Übertragung von Organen nur möglich ist, wenn sie bis zu ihrer Explantation durch einen maschinell aufrechterhaltenen Kreislauf im Verstorbenen mit Blut und Sauerstoff versorgt werden. Im Zusammenhang mit der Organtransplantation wird von Kritikern das Argument vorgebracht, daß es sich beim Hirntod lediglich um eine Um- oder Neudefinition des Tods handle, quasi als pragmatische Konvention zum Zweck der Organbeschaffung. Jedoch geht es hierbei nicht um eine neue Todesdefinition, sondern um ein neues beziehungsweise zusätzliches Todeskriterium, dessen Feststellung – wie die der beiden anderen Kriterien – sicher anzeigt, daß der Tod des Menschen eingetreten ist. Mit anderen Worten: Der Nachweis des Hirntods ist keine Todeserklärung, sondern die Feststellung des Tods!

2 Die Unanschaulichkeit des Hirntods

Wenn der Verstorbene starr geworden ist und an ihm Fäulniserscheinungen als Folge des seit langem eingetretenen Herz-Kreislaufstillstands erkennbar sind, weiß jeder der Umstehenden, daß hier der Tod vorliegt. Wie ist es beim Hirntoten?

Weder Pfleger noch Angehörige können den Hirntod feststellen, geschweige denn in irgendeiner Form wahrnehmen. Der Hirntod bleibt unserer Sinneswahrnehmung verborgen. Im Gegenteil, wir erfahren einen lebendig erscheinenden Toten. Im Fall einer Organspende wird dieser Tote weiter mit Sauerstoff und Infusionen versorgt, so als wäre er noch am Leben. Hier liegt eine große Diskrepanz vor zwischen den subjektiven Erscheinungen des Lebendigseins und dem nur rational einsichtigem Totsein. Dies ruft im Beobachter emotionales Unbehagen und Verwirrung hervor. Vor allem für das Pflegepersonal, das 24 Stunden mit der intensivmedizinischen Betreuung beschäftigt ist, bereitet die als plötzlich empfundene Denk-Umstellung vom schwerkranken Lebenden zum hirntoten Leichnam psychische Schwierigkeiten.

»Dabei sind die Pflegekräfte an der Feststellung dieses Hirntods nicht unmittelbar beteiligt, sie erfahren dies von den Ärzten. Der gleiche Patient, welcher trotz tiefsten Komas während aller pflegerischen Maßnahmen mit seinem Namen angesprochen wurde, welcher äußerlich nicht anders erscheint als Stunden oder Tage zuvor, wird quasi von einem Augenblick zum anderen zu einem Toten.

Wird die Beatmung nicht abgestellt, weil eine Organspende vorgesehen ist, steht das Pflegepersonal nun vor der Aufgabe, einen Leichnam zu pflegen.« Was hat sich geändert? »Alle pflegerischen Maßnahmen kommen dem betroffenen Patienten nicht mehr zugute, sondern anonymen Organempfängern, welche den Pflegekräften nicht bekannt sind und die sie nie zu Gesicht bekommen werden« (Schlake u. Roosen 1995, S. 55).

Daß diese Umstellung im Denken und Verhalten psychisch als sehr belastend empfunden wird, zeigt der folgende Bericht einer betroffenen Krankenschwester. Als ein junger Patient infolge Gehirnblutungen nach wenigen Tagen alle Zeichen des Hirntods entwickelte, beschrieb eine pflegende Krankenschwester ihre Gefühle, die sie während der Intensivbehandlung hatte.

»Ich hatte nie den Eindruck (...), daß meine Bemühungen einem Toten galten. Daß dieser Patient nun, nach Fertigstellung des zweiten EEG, hirntot, also gestorben sei und zum Organspender werden sollte, zeigte mir zum ersten Mal deutlich die Abstraktion des Begriffs ›Tod‹. Vor mir lag ein Mensch, der aussah, als schliefe er nur. Seine Haut war warm, das Herz schlug, die Organe funktionierten – aber nun sollte er tot sein. (...) Für mich waren hirntote Patienten nicht tot, nicht, wenn ich sie mit anderen, in meinem Beisein verstorbenen Patienten verglich. (...) Der hirntote Patient ist nicht mehr in der Lage, seine Wünsche und Bedürfnisse für sein Umfeld sichtbar zu machen, aber ist es deshalb so sicher, daß er keinerlei Bedürfnisse mehr hat? Vielleicht merkt er, daß er im Sterben begriffen ist, und möchte sein Leben nur noch in Ruhe im Kreis seiner Angehörigen beenden. (...) Muß der Tod nicht für jeden transparent sein, um ihn zu verstehen und akzeptieren zu können?« (Haupt 1994, S. 401 f.).

Diese Erlebnisschilderung drückt exakt das aus, was den Hirntod so unanschaulich und äußerlich nicht zugänglich macht. Die Krankenschwester erlebt den Patienten vor und nach der Feststellung des Hirntods gleich. Der Hirntote hat sich äußerlich nicht verändert. Allerdings muß ihre Frage am Schluß eindeutig mit »nein« beantwortet werden. Es wäre nur allzu naiv zu glauben, nur die äußerliche, unserem bloßen Augenschein unmittelbar zugängliche Wahrnehmung könne uns Sicherheit über den eingetretenen Tod geben. Wo verlassen sich die Medizin und die Naturwissenschaften nur auf den bloßen Augenschein? »Die heutige technische Zivilisation überhaupt und das heutige Weltbild (über Atome, Weltall, Lebewesen usw.) beruhen auf solcher Unanschaulichkeit des Gemessenen und theoretisch Erschlossenen. Es ist doch üblich, daß Ärzte manche zuverlässige Kenntnis über den Zustand von Kranken mittels unanschaulicher Theorien, Messungen und deren theoretisch fundierter Interpretation erlangen« (Körner 1995, S. 26).

Jedoch muß man ehrlicherweise zugeben, daß jede Form der Unanschaulichkeit nur solange unanschaulich bleibt, wie das erforderliche Grundwissen zur Durchbrechung dieser Schranke nicht vorhanden ist: »(Die Frage sei hier in Klammern versteckt, wie weit man denn eigentlich im Medizinberuf auf Grundwissen über Funktionen des Nervensystems verzichten kann? Man kann allerdings auch dem Glauben anhängen, die ›Person‹ mit Empfinden und Gedanken existiere nach dem Tod und auch nach dem Verfall des Körpers fort. Für diese Person kann man dann auch das Bedürfnis annehmen, im Sterben und in der Verwesung ungestört vergehen zu wollen. Diesen Glauben wird man aber doch nicht zum Maß allgemeiner Regeln in der Medizin und für entsprechende Gesetze erheben?)« (Körner 1995, S. 26).

Die sozial motivierte Sorge, ob ein Hirntoter noch empfindet, erübrigt sich, wenn man sich vor Augen führt, daß es sich beim Hirntoten biologisch quasi um einen Enthaupteten handelt, also um jemand, dem der ganze Kopf mit Gehirn fehlt.

Fazit: Nach Eintritt des Hirntods folgt – abhängig von der unterschiedlichen Gewebetoleranz gegenüber einer Unterbrechung der Sauerstoffzufuhr – das unaufhaltsame Absterben der übrigen Organe in der Zeit, bis schließlich mit dem Untergang der letzten Körperzellen der »totale Tod« des gesamten Körpers resultiert. Weil das Gehirn von allen Körpergeweben am schnellsten und empfindlichsten auf Sauerstoffmangel reagiert, fällt es als erstes von allen anderen Organen aus. Dadurch kann der Tod – im Fall einer Gleichsetzung des Hirntods mit dem Tod des Menschen – viel früher als durch die bisherigen Todeskriterien festgestellt werden. Eine wesentliche Bedeutung des Hirntod-Kriteriums liegt ferner darin, daß ein Ausfall der Transportfunktionen von Lunge und Herz intensivmedizinisch ersetzt werden kann. Dagegen bleiben die integrativen Funktionen des Gehirns unersetzbar, so daß ein Stillstand von Atmung und Herz-Kreislauf nicht mehr in jedem Fall den Tod des Organismus anzeigt.

Im Unterschied zum Tod nach Kreislaufstillstand ist der Tod durch Hirntod der äußerlichen Sinneswahrnehmung nicht zugänglich. Eben diese Unanschaulichkeit bereitet große psychologische Schwierigkeiten und Hemmungen, einen Hirntoten nicht mehr als schwerkranken Patienten, sondern als Leiche anzusehen. Aufgrund der künstlichen Beatmung bleibt der Kreislauf aufrechterhalten, weshalb ein Hirntoter sich äußerlich nicht von einem bewußtlosen, aber ansonsten gesunden Patienten unterscheidet.

Verschiedene Konzepte vom Tod des Menschen

Die Medizin, genauer der medizinische Fortschritt, ist immer geprägt vom herrschenden Menschenbild und prägt selbst das Menschenbild. Die im Lichte des Heilauftrags entstandene Disziplin der Medizin vermag Krankheiten zu heilen und Leben zu schützen, gleichzeitig aber auch das Verständnis von Leben und Tod zu revidieren, zu ergänzen und umzugestalten – abhängig vom jeweiligen Kenntnisstand. Unser Problem dabei ist, daß wir in unserer Trägheit verharren und mit dem Fortschritt nicht Schritt halten können. Wir verpassen den Wandel, der immanent potentiell schon immer in der Natur der Sache liegt und von der Medizin enthüllt wird. An dieser Stelle tritt die grundsätzliche Frage nach dem Wesen des Menschen von neuem in den Vordergrund.

In der aktuellen Hirntod-Diskussion findet man verschiedene Begriffe vom Tod des Menschen, die auf jeweils unterschiedlichen Wesensauffassungen des menschlichen Lebens beruhen[37]:

- *Der Mensch als Person – Teilhirntod:* Ein Mensch ist tot, wenn die für die typisch menschlichen Leistungen, wie Bewußtsein, Denken, Empfinden, Sprache, verantwortlichen Gehirnstrukturen (vorwiegend des Großhirns) irreversibel zerstört sind. Für Anhänger dieser Überzeugung muß demnach nicht das gesamte Gehirn abgestorben sein. (Dieses Konzept wurde bereits im Kapitel »Vom Hirntod zum Teilhirntod« ausführlich dargelegt.)
- *Der Mensch als ganzheitlicher Organismus – Ganzhirntod:* Ein Mensch ist tot, wenn das gesamte Gehirn zerstört ist, weil damit der Organismus seiner ganzheitlichen, übergeordneten Leib-Seele-Einheit durch Integration der Subsysteme sowie seiner Kommunikationsfähigkeit mit der Umwelt verlustig geworden ist.

37 In Anlehnung an die Unterscheidung bei Körner 1995, S. 31.

- *Der Mensch als rein biologischer Organismus – Ganzkörpertod:* Ein Mensch ist tot, wenn der endgültige Kreislaufstillstand eingetreten ist, weil über den Kreislauf die Organe miteinander verbunden sind und damit Lebensvorgänge im Organismus auch ohne Gehirn möglich sind. Der Funktionsausfall des Gehirns ist notwendig, aber nicht hinreichend.
- *Der Mensch als Summe seiner Teile – Totaltod:* Ein Mensch ist tot, wenn die letzte Zelle in seinem Körper abgestorben ist, weil der Mensch aus Organen, Geweben und letztlich aus Zellen zusammengesetzt ist. Der Ausfall des Gehirns, das nur 2 % des Gesamtgewichts eines durchschnittlichen Erwachsenen ausmacht, spielt hierbei kaum eine Rolle.
- *Der Mensch als geistbezogenes Wesen – Unbestimmter Tod:* Der Mensch verläßt im und durch den irdischen Tod seinen Körper und geht, abhängig von den jeweils vorherrschenden Weltbildern und Glaubensüberzeugungen, in eine andere transzendente Daseinsform über.

Trotz der inhaltlichen Wesensunterschiede haben die vorliegenden Todeskonzepte ein gemeinsames Moment: Sie enthalten eine definitorische Vorentscheidung für ihren jeweiligen Todesbegriff. Nach dem Tod zu fragen, heißt, nach dem Subjekt des Tods zu fragen. Das Subjekt des Tods kann aber nur das Subjekt des Lebens sein. Subjekt des Lebens wiederum ist der Mensch. Nur: Wer oder was ist der Mensch? Wir verwenden den Begriff »Mensch« sprachlich oft synonym mit »Person«, »menschlichem Organismus«, »Lebewesen«. Bedeutet demnach der »Tod des Menschen« auch »Tod der Person« und »Tod des Organismus«?

Die Rolle der »Person« in der Hirntod-Diskussion

Im Rahmen der Hirntod-Diskussion wird immer wieder auf den Zusammenhang von Person und Bewußtseinsfähigkeit sowie von Person und Handlungsfähigkeit hingewiesen. Dabei scheint dem Begriff der Person eine Art Schlüsselfunktion zuzukommen, weil die Frage, ob jemand oder etwas eine Person sei, in der Regel gleichgesetzt wird mit der Frage, ob jemand oder etwas ein Recht auf Leben habe, welches zu schützen sei. Anhänger des Teilhirntod-Konzepts (des Großhirn- bzw. Hirnrindentods) sehen den Tod der Person im alleinigen Funktionsausfall der kognitiven Gehirnleistungen. Hier könnte man sich mit Körner fragen:

»In welchem Stadium wäre dann ein Alzheimer-Patient vielleicht schon ›tot‹ und was wäre die Konsequenz? Wenn jemand als ›Person‹ (...) gestorben ist, als Lebewesen aber noch existiert, sollte man sich um den noch bemühen? Ihn als – wie auch immer spezifiziert – ›tot‹ zu bezeichnen, hat eher eine Ausgrenzungsfunktion von sozialen Verpflichtungen als daß sie eine Bestimmung des Tods wäre. – Da liegt die eigentliche Problematik, eine solche Grenze des Menschseins zu bestimmen, jenseits derer es dann um ›lebens*un*wertes‹ und ›erhaltens*un*wertes‹ Leben ginge. Was hier ›noch‹, was ›nicht mehr‹ als Mensch gilt, ist nicht objektivierbar, unterliegt tendenziell subjektiver Willkür« (Körner 1995, S. 35).

Wie bereits dargelegt, läßt sich das Teilhirntodkonzept schon deshalb nicht halten, da kognitive Leistungen weder eindeutig in bestimmten Gehirnarealen lokalisierbar noch ihr isoliertes Fehlen eindeutig diagnostizierbar sind. Erst der Verlust des gesamten Gehirns ermöglicht Rückschlüsse auf den »personalen Tod«.

In diesem letzten Kapitel geht es also um die zentrale Frage, ob der Hirntod gleichgesetzt werden kann mit dem Tod des biologischen Organismus und dem Tod der Person. Wenn ja, ist der Hirntod tatsächlich der Tod des Menschen. Zur Erörterung dieser Streitfrage erscheint es nützlich, Bedeutung und Tragweite des Personbegriffs ein Stück weit historisch, das heißt von seiner Grundbedeutung her zu entwickeln, um dann die aktuell diskutierten Standpunkte zu »Person« und »Mensch« beziehungsweise »Person« und »Organismus« darzulegen.

1 Historische Entwicklung des Personbegriffs

Der Begriff Person stammt vom lateinischen Wort »persona« ab, das seinen Ursprung in der Theatersprache hat und soviel wie Maske oder Rolle heißt. Das Wort enthält also eine Zuschreibung: jemand oder etwas wird eine bestimmte Rolle zugeschrieben.[38] Als Person erscheint auch Gott, der sich in der Trinitätslehre (Vater – Sohn – Heiliger Geist) auf diese Weise dem Menschen zu erkennen gibt.

Eine erste Begriffsdefinition mit weitreichender Bedeutung findet sich bereits bei Boethius (ca. 480–524): »Wenn sich Person nur bei Substanzen findet, und zwar nur bei vernunftbegabten, wenn außerdem alle Substanz eine Natur ist, wenn schließlich Person nicht in Allgemeinbegriffen, sondern nur in Einzelwesen enthalten ist, dann ist die Definition der Person gefunden: Person ist die individuelle Substanz einer rationalen Natur (›persona est naturae rationabilis individua substantia‹)« (Ausg. 1988, S. 74). Für Boethius sind demnach drei Aspekte wesentlich: Vernunft, Individualität und Substantialität.

Um diesen Zusammenhang geht es später auch bei Thomas von Aquin (1225–1274), der von der »Herrschaft über das eigene Handeln« (»dominium sui actus«; Sth I, 29, S. 1) spricht. Diese Herrschaft postuliert eine individuelle geistige/vernünftige Natur.

Bei Descartes (1596–1650) tritt ein neuer Aspekt auf: die Subjektivität: »cogito, ergo sum« – Ich denke, also bin ich. In seiner Abhandlung über den »Methodischen Zweifel« zweifelt Descartes alles an und kommt zum Ergebnis: »Daß, *während* ich auf diese Weise zu denken versuchte, alles sei falsch, doch notwendig ich, der es dachte, etwas sei« (Ausg. 1960, S. 53). Die Person wird in einem dualistischen Kontext verstanden, als Verbindung von Kör-

---

38 Hierzu zwei Beispiele, zitiert nach Haeffner (1994b, S. 26): »Heredis fletus sub persona risus est« (Unter der Maske des Weinens liegt die Freude des Erben); »Non hominibus tantum, sed et rebus persona demenda est et reddenda facies sua« (Nicht nur den Menschen, sondern auch den Dingen muß die Maske weggenommen und so ihr wahres Aussehen zurückerstattet werden).

per (»res extensa«: ein raumzeitlich ausgedehntes Seiendes) und Geist (»res cogitans«: ein denkendes Seiendes), die als zwei voneinander unabhängige, aber nicht beziehungslose reale Wesenheiten existieren.

Der cartesianische Dualismus wird von Leibniz (1646–1712) aufgenommen und modifiziert. Leibniz versteht Person als Einheit zwischen Körper und Geist, die sich letztendlich durch Selbstreflexion konstituiert. Die Fähigkeit zur Wahrnehmung des eigenen Selbst wird hier zur Grundbedingung der Personalität: Person ist nicht mehr wie bei Descartes etwas Vorgegebenes, sondern muß durch aktiven Vollzug des Bewußtseins geleistet werden.

Dieser Bezug der Selbstreflexion wird später von Locke (1632–1704) aufgegriffen, dessen Personbegriff den größten Einfluß auf die gegenwärtige Diskussion hat. Für Locke gibt es den Menschen als reale Wesenheit oder natürliche Gattung nicht. Es gibt nur nominale (begriffliche) Wesenheiten. So beruht seine Unterscheidung zwischen Tieren und Menschen ausschließlich auf Begriffen und nicht auf zwei natürlichen Gattungen. Den »Menschen« gibt es nur als Begriff, der eine Ansammlung verschiedener Merkmale ausdrückt. Locke unterscheidet weiterhin die Begriffe Mensch und Person sowohl intensional (inhaltlich) als auch extensional (von ihrem Umfang her). Das heißt: Ein Individuum fällt unter den Begriff Mensch, wenn es besondere Merkmale aufweist und nicht von seinem Wesen her; das Nichtvorhandensein oder der Verlust des Merkmals Vernunft schließt die Artzugehörigkeit aus. Der Status von etwas und von jemand hängt nur vom Zustand ab, in dem es/man sich befindet, denn nichts »von dem, was ich an mir habe, ist wesentlich für mich. Ein Unglücksfall oder eine Krankheit können meine Hautfarbe oder meine Gestalt wesentlich verändern. Ein Fieber oder ein Sturz können mir Vernunft oder Gedächtnis oder beides rauben« (engl. Ausg. 1975, S. 440).

Locke definiert daher Person als »ein denkendes, verständiges Wesen, das Vernunft und Überlegung besitzt und sich selbst als sich selbst betrachten kann. Das heißt, es erfaßt sich als dasselbe Ding, das zu verschiedenen Zeiten und an verschiedenen Orten denkt. Das geschieht lediglich durch das Bewußtsein, das vom Denken unabtrennbar ist und, wie mir scheint, zu dessen Wesen gehört.

(...) Denn da das Bewußtsein das Denken stets begleitet und jeden zu dem macht, was er sein Selbst nennt und wodurch er sich von allen anderen denkenden Wesen unterscheidet, so besteht hierin allein die Identität der Person, das Sich-Selbst-Gleich-Bleiben eines vernünftigen Wesens. (...) Denn wenn die Identität des Bewußtseins es bewirkt, daß jemand ein und derselbe ist, so beruht die Identität der Person allein hierauf. (...) Soweit nun dieses Bewußtsein auf vergangene Taten ausgedehnt werden kann, so weit reicht die Identität dieser Person« (engl. Ausg. 1975, S. 335; dt. Ausg. 1981, S. 19 f.).

Die Zurechnung von Handlungen wird folglich durch die Identität des Bewußtseins gewährleistet, das heißt wie mein Bewußtsein in der Zeit identisch ist, kann ich mich mit Hilfe meines Gedächtnisses an frühere Taten erinnern, sie identifizieren und der handelnden Person zurechnen. Damit kann ich für Taten nicht verantwortlich gemacht werden, an die ich mich nicht erinnern kann. Das Bewußtsein bleibt durch die Erinnerung, also die Vergegenwärtigung von Vergangenem, dasselbe: »Dasselbe Bewußtsein macht, daß ein Mensch er selbst für sich selbst ist« (dt. Ausg. 1981, S. 436 f.). Allerdings erweist sich Lockes Personbegriff als problematisch, insofern er die personale Identität des Menschen auf die Erhaltung und Kontinuität des Bewußtseins reduziert. Wie steht es um noch nicht zurechnungsfähigen Säuglingen und nicht mehr zurechnungsfähigen oder bewußtlosen Patienten? Wie steht es überhaupt um schlafende gesunde Menschen, sind diese keine Personen? »Wenn eine Interpretation die Konsequenz ermöglicht, daß Menschen ihre Rechte nur im Zustand des Bewußtseins haben, dann ist das Leben gefährlicher geworden« (Specht 1989, S. 112).

Kant (1724–1804) nimmt das Element der Subjektivität von Descartes auf und entwickelt es weiter: »Daß der Mensch in seiner Vorstellung das Ich haben kann, erhebt ihn unendlich über alle anderen auf Erden lebenden Wesen. Dadurch ist er Person und, vermöge der Einheit des Bewußtseins, bei allen Veränderungen, die ihm zustoßen mögen, ein und dieselbe Person« (Werkausg. 1980, Bd. XII, S. 407). Nur mit Hilfe des Personbegriffs könne man einem Menschen eine Handlung zurechnen und ihn dafür verantwortlich machen. Folglich heißt es in Kants »Metaphysik der Sitten«: »Person ist dasjenige Subjekt, dessen Handlungen einer Zurechnung fähig sind. Die moralische Persönlichkeit ist also nichts anderes, als die Freiheit eines vernünftigen Wesens unter moralischen Gesetzen (...), woraus dann folgt, daß eine Person keinen anderen Gesetzen als denen, die sie (...) sich selbst gibt, unterworfen ist« (MS AA VI, S. 223). In der Personalität ist die Freiheit als Vermögen zur Selbstbestimmung, als die Autonomie des Menschen immer schon darin enthalten. Der Mensch ist ein freies Wesen. Als solches ist er der Verantwortung fähig: Er ist das »Subjekt aller Zwecke« und damit »Zweck an sich selbst« (GMS AA IV, S. 431). Im Verweis der Personalität des Menschens auf seine Natur sagt Kant: »Die Wesen, deren Dasein zwar nicht auf unserem Willen, sondern der Natur beruht, haben dennoch, wenn sie vernunftlose Wesen sind, nur einen relativen Wert, und heißen daher *Sachen*, dagegen vernünftige Wesen Personen genannt werden, weil ihre Natur sie schon als Zweck an sich selbst, d. i. als etwas, das nicht bloß als Mittel gebraucht werden darf, auszeichnet, mithin so fern alle Willkür einschränkt« (S. 428). Die Achtung eines anderen Menschen ergibt sich aus der Achtung der Menschheit als Gattung. Deswegen ist der Mensch »verbunden, die Würde der Menschheit an jedem anderen Menschen praktisch anzunehmen« (S. 462). Bei menschlichen Wesen, die noch nicht ihre Vernunft gebrauchen, spricht Kant von »Kindern als Personen« und betrachtet es als »eine in praktischer Hinsicht ganz richtige und auch notwendige Idee, den Akt der Zeugung als einen solchen anzusehen, wodurch wir eine Person ohne ihre Einwilligung auf diese Welt gesetzt und eigenmächtig in sie herüber gebracht haben« (S. 280 f).

Hier wird erstmals der Bezug der Person auf die Gattung Mensch deutlich, die zur Vernunft fähig ist. Im Gegensatz zu Locke haben die Begriffe »Mensch« und »Person« bei Kant dieselbe Extension. Dabei bezieht sich »Person« auf ein Merkmal des Begriffs »Mensch«, nämlich auf seine Vernunftnatur. »Person« verbindet mit diesem Merkmal eine Wertung: Dem Menschen als Person, das heißt als Vernunftnatur, kommt ein absoluter Wert zu. Person ist also jeder Mensch aufgrund seiner Natur. Für den Personbegriff bei Kant sind zwei Elemente wesentlich: die Achtung der Würde und ihre Gültigkeit für alle Individuen der menschlichen Gattung.

Kant unterscheidet beim Begriff Mensch zwei Aspekte: Als »animal rationale« gehört der Mensch »im System der Natur« zur Species *Homo sapiens*. Damit ist er »ein Wesen von geringerer Bedeutung und hat mit den übrigen Tieren (...) einen gemeinen Wert« (S. 434). In diesem Sinne vertritt Kant keinen Speciesismus. Der »Mensch, als Person betrachtet, d. i. als Subjekt der moralisch-praktischen Vernunft, ist Zweck an sich selbst und besitzt einen absoluten innern Wert« (S. 434 f). Zwar ist der Grund der Würde nicht ein Speciesismus, das heißt nicht die bloße Zugehörigkeit zur Gattung Mensch, sondern das sittliche Subjekt. Doch die Eigenschaft »Menschsein« beinhaltet das sittliche Subjektsein und begründet allein den Anspruch auf Würde, unabhängig von Geschlecht, Rasse, Religion, Gesundheitszustand und so weiter.[39]

Von grundlegender Bedeutung für die gegenwärtige »Person«-Diskussion ist die Unterscheidung zwischen Aktualität und Potentialität des Individuums, auf die Aristoteles (ca. 384–322) verweist. Hier sei an Lockes Definition erinnert, wonach eine Person ein Wesen ist, welches sich selbst betrachten kann. Wenn also ein Mensch nur im Wachheits- und intakten Bewußtseinszustand eine Person ist, wie verhält es sich dann mit Schlafenden und Bewußtlosen? Person sein kann doch mit Potentialität, dem prinzipiellen Können, einhergehen.

Im Gegensatz zu den bisherigen Positionen geht Aristoteles nicht vom Begriff der »Person« sondern vom Begriff »Mensch« aus, der untrennbar mit der Seele verbunden ist. Der Mensch ist etwas »Ganzes«, und die Seele die Summe aller Eigenschaften und Fähigkeiten dieses Ganzen. Diese Eigenschaften umfassen animalische, vernünftige, soziale und politische Wesensaspekte; sie sind im Menschen als ganzheitliche Einheit vereint. Diese nach unserem Verständnis »personalen« Eigenschaften und das biologische Substrat des Menschen sind nicht voneinander zu trennen. Im Unterschied zu Locke ist der Mensch nach Aristoteles nicht nur eine

---

[39] Vgl. hierzu Honnefelder 1993, S. 252: »Offensichtlich macht es das Proprium des Menschenrechtsgedankens aus, das sittliche Subjektsein (Personprinzip) und die Gattungszugehörigkeit (Naturprinzip) ... als eine unlösliche Einheit zu betrachten.«

nominale, sondern auch eine reale Wesenheit, die analog zum kantischen Personbegriff auf eine natürliche Art referiert.

Deshalb schließt ein Fehlen von bestimmten Eigenschaften, die einem Individuum aufgrund seiner Artnatur zukommen müßten, dieses nicht aus der Natur aus. Dadurch ändert sich sein Wesen nicht.

Die bisherigen Ausführungen lassen in der Diskussion über »Person« grundsätzlich zwei Standpunkte erkennen: Die Vertreter des einen Standpunkts (Locke, Leibniz) gründen Personsein auf intakte aktuelle Bewußtseinsleistungen, die zudem auch von Individuen anderer Gattungen vollbracht werden können. »Person« ist nicht etwas Vordergründiges, das von Natur aus vorgegeben ist, sondern muß durch aktiven Vollzug des Bewußtseins geleistet werden. Eine solche Definition ist problematisch, weil ihre Grundlage das intakte Bewußtsein darstellt und jeder auch nur vorübergehende Ausfall oder Abschalten (z. B. im Schlaf) desselben zum Verlust der Person führt. Person ist also nicht wesentlich, sondern unterliegt dem jeweiligen Zustand und den Veränderungen eines Individuums.

Vertreter der anderen Richtung (Kant, Aristoteles) referieren den Personbegriff auf die menschliche Artnatur ungeachtet des Vorhandenseins oder Fehlens der Bewußtseinsfähigkeit und anderer Eigenschaften, die aufgrund der Artnatur einem Individuum zukommen müßten. Die Person stellt das Subjekt dar, dem Handlungen zugerechnet werden können. Der Mensch ist Person und Subjekt aller Zwecke und damit Zweck an sich selbst. Person ist also jeder aufgrund seiner Natur und ist damit ein ursprünglicher Begriff (Kant). Die Seele stattet den Menschen mit verschiedenen animalischen, vernünftigen, sozialen unter anderem Eigenschaften aus. Zwar kann sich der Mensch mit diesen Eigenschaften explizieren, aber ihr Fehlen ändert im Gegensatz zur obigen Position nicht sein Wesen. In diesem Zusammenhang muß der Aspekt der Potentialität betont werden, auf dem die Person beruht (Aristoteles).

2 Die gegenwärtige Diskussion um den Personbegriff

Genau um diese beiden Ansätze geht es auch in der gegenwärtigen Diskussion, die von verschiedenen Autoren in modifizierter Weise vertreten werden. Der stärkste Einfluß der Gegenwart kommt vom australischen Philosophen Peter Singer, der ausgehend vom ersten Standpunkt von der Artnatur gänzlich absieht und allen empfindungsfähigen Lebewesen die Eigenschaft »Person« – abhängig von ihrem Empfindungsgrad – zuschreibt. So gibt es nach Singer Menschen, die keine Personen sind, wie es auch Personen gibt, die keine Menschen sind.

Peter Singer gründet seinen Personbegriff auf die Abwägung beziehungsweise Gleichbehandlung von Interessen. Es geht vor allem um das fundamentale Interesse, Schmerz- und Leidempfindung zu minimieren. Als Träger dieses Interesses kommen prinzipiell alle empfindungsfähigen Lebewesen in Frage: »Wenn ein Wesen leidet, kann es keine moralische Rechtfertigung dafür geben, sich zu weigern, dieses Leiden in Erwägung zu ziehen. Es kommt nicht auf die Natur des Wesens an – das Gleichheitsprinzip verlangt, daß sein Leben ebenso zählt wie das gleiche Leiden – soweit sich ein ungefährer Vergleich ziehen läßt – irgendeines anderen Wesens« (Singer 1984, S. 73).

»Der Fötus, der stark zurückgebliebene ›dahinvegetierende Mensch‹, selbst das neugeborene Kind – sie sind alle unbestreitbar Angehörige der Spezies Homo sapiens, aber niemand von ihnen besitzt ein Selbstbewußtsein oder hat einen Sinn für die Zukunft. (...) Die biologischen Fakten, an die unsere Gattung gebunden ist, haben keine moralische Bedeutung (...), um den Schutz des Lebens zu garantieren. Tötet man eine Schnecke oder ein einen Tag altes Kind, so durchkreuzt man keine Wünsche dieser Art, weil Schnecken und Neugeborene unfähig sind, solche Wünsche zu haben. (...) Wenn ein Wesen unfähig ist, sich selbst als in der Zeit existierend zu begreifen, brauchen wir nicht auf die Möglichkeit Rücksicht zu nehmen, daß es wegen der Verkürzung seiner künftigen Existenz beunruhigt sein könnte. Und zwar deshalb nicht, weil es keinen Begriff von seiner eigenen Zukunft hat« (Singer 1984, S. 105). Singer versteht seine Philosophie als »Präferenz-

Utilitarismus« und setzt hierfür die Autonomie voraus: »Mit ›Autonomie‹ ist die Fähigkeit gemeint, eine Wahl zu treffen, eine Handlung nach eigener Entscheidung zu vollziehen. Vernunftbegabte und selbstbewußte Wesen haben vermutlich diese Fähigkeit« (S. 115). Typisch für Singer ist, daß nur aktuell empfindungsfähige Träger von Selbstbewußtsein moralisch als Personen gelten. So gilt auch das Recht auf Leben nur für solche Personen, nicht aber für »diejenigen, die jetzt nicht fähig sind und auch niemals fähig waren, sich selbst so zu sehen« (S. 165).

»Wenn der Fötus nicht denselben Anspruch auf Leben wie eine Person hat, dann hat ihn das Neugeborene offensichtlich auch nicht, und das Leben eines Neugeborenen hat also weniger Wert als das Leben eines Schweins, eines Hundes oder eines Schimpansen. (...) Ein Neugeborenes ist nicht imstande, sich selbst als ein Wesen zu sehen, das eine Zukunft haben kann oder nicht, und daher hat es auch keinen Wunsch weiterzuleben. Wenn ein Recht auf Leben auf der Fähigkeit beruhen muß, weiterleben zu wollen, dann kann ein Neugeborenes aus dem gleichen Grund kein Recht auf Leben haben. Schließlich ist ein Baby kein autonomes Wesen, das fähig zu Entschlüssen wäre – es töten kann daher nicht heißen, daß man das Prinzip des Respekts vor der Autonomie verletzt« (S. 171).

Dadurch kann zum Beispiel ein Tötungsverbot im Hinblick auf Personen auch ohne den Verweis auf die Zugehörigkeit zur menschlichen Gattung gerechtfertigt werden. Konstitutiv für den veränderten Personbegriff bei Singer sind der Wunsch und das Bestreben, leben zu wollen: Singer drückt das mit verschiedenen Worten aus: Personen heben sich von anderen empfindungsfähigen Lebewesen dadurch ab, daß sie »eine Präferenz hinsichtlich ihrer Zukunft« haben, »die Fortsetzung des Lebens vorziehen«, die »Fähigkeit besitzen, sich das Weiterleben zu wünschen« oder »fähig sind zur Wahl von Leben und Sterben« (S. 110 ff.). Diese Personen zu töten, ist moralisch falsch und verboten, weil ihre Präferenzen zum (Weiter)Leben durch die Tötung vernichtet und durch andere Präferenzen nicht aufgewogen werden. Der Status einer Person, das heißt ob jemand eine Person ist oder nicht, hängt ab vom Besitz bestimmter Eigenschaften. Danach sind für Singer menschliche

Wesen wie Embryonen, hochgradig Geistesbehinderte und irreversibel Komatöse keine Personen, weil sie diese Eigenschaften noch nicht, nicht oder nicht mehr besitzen. Umgekehrt gelten gesunde und ausgewachsene Schimpansen und Delphine als Personen, da sie jene Eigenschaften besitzen. Für die Zuschreibung Person oder Nicht-Person spielt die Zugehörigkeit zur biologischen Gattung Mensch keine Rolle. So würden Embryonen »überhaupt keinen Wert an sich« (»intrinsic value«) haben, weshalb sie nicht mehr oder weniger zu achten und zu schützen seien wie andere ähnlich empfindungsfähige Wesen (S. 162). Das Tötungsverbot wird mit der Fähigkeit eines Lebewesens zu langfristigen Wünschen und Interessen begründet. Dieser Haltung kann man den kontraintuitiven Vorwurf machen, daß beispielsweise Schlafende oder Depressive sich nicht aktualiter dieser Wünschen bewußt sind und daher vom Tötungsverbot ausgenommen wären.

In Anlehnung an J. Locke definiert Derek Parfit die diachrone Identität von Personen als ein Andauern und eine Einheit von psychischen Personphasen, die durch das Gedächtnis und die Erinnerung miteinander verbunden werden (»psychological connectedness«): Das Resultat ist eine einheitliche Kontinuität der physikalisch sich verändernden Person über die Zeit (Parfit 1984, S. 320f.). Danach dürfte man Föten, geistig Schwerstbehinderte und irreversibel bewußtlose, aber lebendige Patienten nicht als Personen einstufen. Daß dieses Personverständnis alles andere als plausibel ist, soll im folgenden dargelegt werden.

Parfits reduktionistischer Personbegriff legt die monistische Ontologie Quines (1960) zugrunde, die besagt: Dinge können auf raumzeitlich ausgedehnte Ereignisse reduziert werden, die lediglich raumzeitliche Abstände zwischen verschiedenen Weltpunkten darstellen. Die Hauptschwierigkeit dieser Ontologie liegt in ihrer Weltbeschreibung. Sie ist mit unserer natürlichen Sprechweise nicht vereinbar. Wir verwenden Eigennamen nur mit starrer Referenz: Wenn wir von einer Person sprechen, meinen wir immer dieselbe Person, auch wenn sich ihre Eigenschaften im Laufe der Zeit ändern (Säugling-Jugendlicher-Erwachsener). Unabhängig davon, welche Veränderungen Personen in ihrem Leben durchmachen, bleiben sie zwar nicht gleich in ihren körperlichen Merkmalen, aber sie hören niemals auf, dieselben zu bleiben. »Wir fragen, wann das Leben einer Person begonnen hat und wie lange es dauert, nicht aber, wann die Person begonnen hat und wie lange sie dauert. Für eine ereignisontologische Deutung sind es die Personen, die dauern (...)« (Honnefelder 1993, S. 258).

Die Vorstellung von einem Personsein als Kombination von Personphasen aus bisher fremden, voneinander unabhängigen Teilen widerspricht völlig unserem Personverständnis: Eine Person ist für uns zunächst jemand, der eine spezifische Geschichte hat, dem wir bestimmte Taten zurechnen und für diese auch verantwortlich machen können, auch wenn die Taten lange zurückliegen. Das können wir deshalb tun, weil das Subjekt der jetzigen Person dasselbe ist wie das von damals. Die Sorge um ein Weiterleben, worauf Singer und Parfit ihren Personbegriff beziehen, fordert gerade einen anderen Personbegriff. Denn in meinem Wunsch weiterzuleben, drücke ich aus, daß ich weiterleben möchte, und nicht daß es eine weitere zukünftige Personphase gibt, zu der ich in einer persönlichen Verbindung stehe. Eine »bloß psychische Verbindung« (»pure mental connectedness«) Parfits kann nicht ausreichen, um gerade meine individuelle Lebensgeschichte zu erklären. Es ist diese einzigartige Geschichte, aus der mein Wunsch zum Weiterleben erwächst. In diesem Licht erweist sich das Gedächtnis als Vermögen, verschiedene Bewußtseinszustände zu verbinden, als notwendige, aber nicht hinreichende Bedingung einer personalen Identität.

In diesem Zusammenhang hat Wiggins (1987) Recht, daß meine Sorge um ein Weiterleben eine Identitätssorge mitbeinhaltet. Da es um meine Identität, das heißt, um mich selbst, geht, habe ich Interesse daran, daß diese Identität weiterlebt.

Wie soll man nun »Person« denken, wenn also nicht als »Bündel«. von verschiedenen Phasen? Fletcher (1972) stellt hierzu ein »tentatives Profil des Menschen« auf, das »positive« als auch »negative« Kriterien enthält: »Die positiven Kriterien sind: minimale Intelligenz, Selbstwahrnehmung beziehungsweise Selbstbewußtsein, Selbstkontrolle, Sinn für die Zeit, Sinn für die Zukunft, Sinn für die Vergangenheit, Beziehungsfähigkeit, Fürsorglichkeit, Kommunikation, Existenzkontrolle, Neugier, Veränderbarkeit, Gleichgewicht zwischen Rationalität und Gefühl, Idiosynkrasie und neocorticale Funktionalität« (zit. nach Wils 1995, S. 137). Zu den »negativen Kriterien« gehört auch die »Nicht-Natürlichkeit«, das heißt künstliche Befruchtung, die »vom sexuellen Roulett – der Reproduktionsweise der subhumanen Spezies« befreit (S. 137). Allerdings verfügen nicht alle Mitglieder der menschlichen Gattung über eine Auflistung von solchen Eigenschaften. Damit bleibt der Personbegriff ein Exklusivrecht, das nicht jedem zukommt.

Ein allgemeingültigerer Personbegriff findet sich bei P. F. Strawson. Hier können ein und demselben Individuum zugleich P-Prädikate (P von engl. »perception«: Wahrnehmung), wie die Zuschreibung von Gedanken, Gefühlen, Erinnerungen, und M-Prädikaten (M von engl. »material«), wie die Zuschreibung von körperlichen Eigenschaften zukommen. Strawson bezieht beide Prädikatsbegriffe auf ein ursprüngliches Personobjekt mit zugleich mentalistischem und materialistischem Aspekt. Für ihn ist deshalb »Person« ein allem vorausgehender »ursprünglicher« Begriff, der nicht durch eine Kombination aus frühen Begriffen wie Bewußtsein und Körper definiert wird (Strawson 1972, S. 135). Von unserem natürlichen Sprachverständnis her verstehen wir Person als ein menschliches Lebewesen, das durch unzählige P- und M-Prädikate gekennzeichnet ist.

Um mit Wiggins zu reden, handelt es sich um ein Lebewesen, »bei dem wir nicht umhin können, es als ein tatsächliches oder mögliches Subjekt von Bewußtsein und als ein Objekt von wechselseitiger Zuschreibung und Interpretation zu betrachten« (1987, S. 69). Auf dem Boden dieser Definition ist es sinnvoll, von der Potentialität der Person (»mögliches Subjekt«) zu sprechen.

»Wird aber eine ontologische Identität der aktuellen Person unterstellt und diese Identität als unlösliche Einheit von Ich und Leib, von P- und M-Prädikaten betrachtet, ist es sinnvoll und geboten, die menschlichen Lebewesen, die noch nicht [oder nicht mehr] die aktuellen Eigenschaften einer Person im Sinn eines handelnden und damit unter der moralischen Differenz stehenden Subjekts haben, aber das Vermögen zu ihnen besitzen, als potentielle Personen zu betrachten« (Honnefelder 1993, S. 261).

In bezug auf Potentialität klassifiziert H. T. Engelhardt (1986) in abgrenzender Weise nur solche Menschen als Personen (»respect for persons«), welche die Eigenschaften eines sittlichen Subjekts aktualiter besitzen. Dagegen bezeichnet Engelhardt diejenigen, die diese Fähigkeiten noch nicht oder nicht mehr besitzen, als soziale Personen. So kommt Kindern, geistig Schwerstbehinderten und tief Komatösen diese Achtung und der daraus ableitbare Würdeschutz lediglich »in sozialer Hinsicht« (»for social considerations«) zu. Aber sind die im weiteren sozialen Sinne definierten Personen nicht identisch mit anderen Mitgliedern der Gattung Mensch?

Wenn wir die diachrone Identität der Person als das Fortdauern einer Entität über die Zeit voraussetzen, stellt sich die Frage, wie weit können wir unsere personale Identität zurückverfolgen. Und wann beginnt sie? Biologisch kann der Beginn des menschlichen Lebens auf die Verschmelzung zwischen Eizelle und Spermium zurückdatiert werden, wodurch ein neues einzigartiges menschliches Erbgut entsteht. Wann aber die Person beginnt, läßt sich biologisch nicht festmachen. Dies bedarf einer philosophischen Deutung. Der Beginn ist weniger ein Zeitpunkt als vielmehr ein Prozeß, der sich teleologisch, das heißt auf ein Ziel hin entwickelt. Es ist sinnvoll und notwendig, zwischen genetischer Einzigartigkeit (ab dem Zygotenstadium) und ontologischem Individuum des menschlichen Lebens zu unterscheiden. Manche Autoren bezeichnen den Zustand der Zygote bis zur Implantation (Einnistung in die Gebärmutter) als »präpersonales Stadium« des menschlichen Lebens, als ein menschliches Individuum in Potenz, nämlich die Potenz, dieses Individuum zu werden (vgl. Warnock-Report 1988).

In diesem Teilkapitel wurde der Personbegriff von Singer als Diskussionsgrundlage eingeführt. Für Singer und andere spielt die biologische Artzugehörigkeit für die Frage, ob jemand oder etwas eine Person ist, keine Rolle. Gesunde menschliche Embryonen und Säuglinge sind nicht mehr oder weniger zu achten und zu schützen wie andere ähnlich empfindungsfähige Lebewesen. Ob und in welchem Maß einem Individuum ein Personrecht zukommt, hängt von seinem Zukunftsbezug, das heißt von seinem Interesse ab, weiterleben zu wollen. Dieses Interesse ist allerdings an besondere Fähigkeiten gebunden, die es dem Individuum ermöglichen, sich eine

Vorstellung von der Zukunft zu machen, über sich selbst reflektieren zu können. Nur wer über eine Liste kognitiver Eigenschaften wie Selbstbewußtsein, Intelligenz, Kommunikation und so weiter verfügt, ist eine Person (Fletcher). Wesen werden nur dann als Personen angesehen, wenn sie die Eigenschaften eines sittlichen Subjekts nur aktualiter besitzen (Engelhardt). Darüber hinaus wird die personale diachrone Identität, das heißt das Phänomen, daß ein Individuum trotz Veränderungen über die Zeit identisch mit sich selbst bleibt, allein an einem intakten Bewußtsein festgemacht (Parfit): Die personale Identität stellt eine riesige Anzahl psychischer Personphasen dar, die durch die aktive Fähigkeit der Erinnerung miteinander verbunden werden.

Einen ähnlichen Ansatz verfolgt John Harris, wonach in Anlehnung an Locke ein intaktes Bewußtsein für die eigene Identität und damit für »Personsein« wesentlich ist: Person ist ein Wesen, »das seine Existenz wertzuschätzen vermag« (Harris 1996, S. 48). Eine solche Definition von Person ist ethisch höchst problematisch, denn daraus folgt: »Wenn Personen (...) ihr Leben tatsächlich nicht wertschätzen oder nicht wollen, daß es weitergeht, dann ist es natürlich nicht Unrecht, wenn sie sich selbst töten oder wenn andere ihnen dabei helfen oder wenn andere sie auf Verlangen hin töten« (S. 46 f.).

Gegen die Vertreter dieser Position kann man mehrere Einwände anführen:
1) Der Begriff der Person kann, wie oben dargelegt, nur auf der Ebene der Potentialität gründen und nicht – abhängig von bestimmten Bewußtseinszuständen – das eine Mal einem Individuum zugeschrieben und das andere Mal demselben Individuum abgesprochen werden: Schlafende und Säuglinge sind im gleichen Maß Personen wie gesunde wache Erwachsene (Wiggins).
2) Die Beschreibung der personalen Identität als eine aktuelle Fähigkeit des Gedächtnisses, vergangene psychische Personphasen miteinander zu verbinden, führt zu einem Reduktionismus der Person auf isolierte Einzelphasen aus dem Leben eines Menschen. Es verhält sich ganz anders: Die ganze Person ist es, die zu jedem Zeitabschnitt in vollem Umfang, als ein Ganzes, lebt. Es ist nicht ein Teilaspekt von ihr. So stellt die eigene Sorge um

das Weiterleben eine ganzheitliche Identitätssorge dar (Wiggins).
3) Die Annahme von bestimmten kognitiven und körperlichen Eigenschaften als notwendige Voraussetzung für »Personsein« ist mit einer Wertung verbunden und kann daher nicht aufrechterhalten werden. Vielmehr verhält es sich so, daß diese Eigenschaften, die dem Individuum aufgrund seiner Artnatur zukommen müßten (aber keinesfalls zukommen müssen), auf ein ursprüngliches, also schon vorgegebenes, Person-Objekt bezogen werden müssen (Strawson).

3 Die »Person«: Der Versuch einer Synthese

»Ein Mensch ist von Natur aus Mensch, weil dessen Eltern selbst Menschen sind. Der Begriff drückt also eine reale Wesenheit aus, die ursprünglich und vorgegeben ist. Wir erfahren einen Menschen interpersonal: Der Mensch ist ein Ganzes, dem verschiedene personale, das heißt körperliche und geistige Eigenschaften zukommen, die ihm aufgrund seiner Artzugehörigkeit zukommen müßten, aber keinesfalls zukommen müssen. Zu den Eigenschaften zählen animalische, vernunftbegabte, soziale und moralische Aspekte. Man könnte diese Gesichtspunkte auch als Zugangsweisen der interpersonalen Mitteilung beschreiben. Damit kann man als ›Person‹ alle möglichen Mitteilungs- und Erscheinungsformen des Menschen definieren: Die Person ist demnach die Explizierung der biologischen Art ›Mensch‹ « (Oduncu 1997, S. 685 f.). Allerdings führt ein Nichtvorhandensein (Embryonen) oder ein Fehlen (Komatöse) dieser Eigenschaften nicht zum Verlust der eigenen »Person«, weil dies das Wesen des Menschen nicht ändert. Allein die reale Wesenheit »Mensch« begründet die Person: Person ist also wesenhaft mit Mensch verbunden. Um mit G. Haeffner zu sprechen, muß Person nicht erst geleistet werden: »Das, was eine Person an spezifischen Akten hervorbringen kann – wenn die Bedingungen dafür gegeben sind –, ist also eine Manifestation dessen, was sie schon wesenhaft *ist*, und nicht dasjenige, wodurch ein Naturwesen sich erst zu einer Person qualifizierte« (1994b, S. 35).

Mit der Geburt wird der Mensch Mitglied der bestehenden Solidargemeinschaft ungeachtet aller körperlichen und psychischen Eigenschaften und Fähigkeiten. Es zählt einzig und allein dessen Lebendigkeit. Als Person werden diesem Menschen Rechte und Pflichten in gleichem Maß zuteil wie den übrigen Mitgliedern der Gemeinschaft. Daraus folgt die Identität von Mensch und Person, allerdings nicht als eine geisthafte Daseinsform, sondern als konkretisierte Individualität des Organismus. Wenn man dagegen – nach Locke und Singer – ein »kognitivistisches Personverständnis« zugrunde legt und dadurch Mensch, Person und Organismus wesenhaft voneinander trennt, so müßte man bei einem Fehlen der Bewußtseinsleistungen Säuglinge, geistig Schwerstgeschädigte, demente sowie komatöse Patienten konsequenterweise als Menschen und Personen für tot erklären. Die Unsachlichkeit dieser Position ist selbstredend.

Die personal-geistige Erscheinungsform des Menschen wird nicht unabhängig vom Körper desselben wahrgenommen. Wir erfahren eine Person/einen Menschen immer als eine untrennbare Einheit von Körper und Geist beziehungsweise von Leib und Seele.[40] Der Aspekt des Körpers ist also genauso wichtig wie der des Bewußtseins, vielleicht sogar wichtiger, da er dem Bewußtsein vordergründig ist und dieses erst ermöglicht (vgl. Apel 1974, S. 277). Alle personal-geistigen Akte verschaffen sich ihren Ausdruck nur durch den Körper.

Der Körper konstituiert die Person, er macht sie sichtbar und wahrnehmbar, oder wie Wils sagt: »*Der Leib ist die sichtbare Personalität.* (...) Der Leib des Menschen stellt einen Existenzmodus dar, der die Geschichte der konkreten Personalität enthält: Als Gan-

---

40 Der Ausdruck »Leib« beinhaltet schon das Erleben mit, das heißt der Leib ist schon erlebter Körper, weshalb im folgenden der Begriff Körper anstelle von Leib verwendet wird. Allerdings verwenden viele Autoren Leib und Körper ohne diese Unterscheidung, wie die folgenden Zitate zeigen. »Seele« dagegen steht für die personale Ausdrucksform des Menschen und wird hier mit Geist synonym gebraucht. Es geht also nicht um religiöse und metaphysische Vorstellungen von einem ewigen Leben oder einer Unsterblichkeit der Seele.

zes trägt der Leib die bereits sistierte, vergangene Geschichte einer Person. Er markiert die Spuren einer gewesenen Biographie. Als Ganzes trägt der Leib die aktuelle Geschichte einer Person: er ist Subjekt einer individuellen, sozialen, politischen und medizinisch-therapeutischen Existenz. Als Ganzes trägt der Leib die künftige Geschichte einer Person: Er ist Akteur und Existenzmodus eines Widerfahrnisses, einer der Handlungsfreiheit häufig zuvorkommenden Passivität« (1995, S. 144).

Das Personsein kommt dem Menschen qua Menschen zu. Es ist unbestritten, daß der Begriff »Mensch« nur die Bezeichnung einer von vielen Species darstellt. Allerdings erfolgt die Zuschreibung »Person« nicht aufgrund einer biologischen Natur – denn das wäre in der Tat Speciesismus –, sondern aufgrund der Vernunftnatur des Menschen. Allein der Mensch ist prinzipiell befähigt, wie es bei Aristoteles (Politea I 3, 1253a7–18) heißt, ethisch zwischen »Gut« und »Schlecht« sowie »Gerecht« und »Ungerecht« durch sein Gewissen zu unterscheiden. Dagegen können die übrigen Lebewesen nur Lust und Schmerz empfinden.

Von dieser Vernunftnatur läßt sich auch die unantastbare und unverlierbare Würde des Menschen ableiten. Der Begriff »Person« ist im ethischen Kontext die Zuschreibung einer Entität, die jedes menschliche Lebewesen als ein sittliches Subjekt identifiziert. Diese Zuschreibung bewirkt die Achtung der menschlichen Würde, das heißt die Respektierung der Unantastbarkeit des sittlichen Subjekts. Die Menschenwürde wird mit dem Leben gesetzt. Sie besitzt einen universellen Charakter und erlaubt keine Ausgrenzung: Würde kommt dem Menschen nicht aufgrund bestimmter Merkmale wie Rasse, Geschlecht, Kultur, Religion, Gesundheit zu, sondern ewig und allein aufgrund seines Menschseins. Menschenwürde ist ein Selbstwert, der uns zur Achtung der Person veranlaßt: »Würde wird durch Achtung nicht erst hergestellt, sondern Würde ist zu achten« (Haeffner 1994a, S. 86).

Als Fazit für die Diskussion um den Hirntod kann man festhalten:
1) Die Begriffe »Mensch« und »Person« sind zwar intensional (inhaltlich) verschieden, aber sie haben dieselbe Extension (Umfang): Sie referieren auf dieselbe natürliche Art *Homo sapiens*.

2) Der Mensch ist Mensch, solange er als biologischer Organismus lebt.
3) Der Mensch ist Person, solange er als biologischer Organismus lebt.
4) Der »personale Tod« muß daher mit dem »Tod des Menschen« zeitlich zusammenfallen. Dieser tritt dann ein, wenn der Tod des biologischen Organismus eintritt. Deshalb kann der Tod der Person weder dem Tod des Menschen zeitlich vorausgehen (wie es z. B. Vertreter des Teilhirntod-Konzepts fordern) noch diesen überdauern.
5) Die Frage, ob jemand als Mensch beziehungsweise Person noch lebt oder tot ist, hängt davon ab, ob er als biologischer Organismus noch besteht oder nicht.
6) Ergo: Wenn die Feststellung des Hirntods sicher den Tod des biologischen Organismus anzeigen kann, so ist der Hirntod der Tod des Menschen.

Hirntod – Tod des Menschen?[41]

Kurthen und Linke vertreten den Standpunkt, daß »diejenigen Eigenschaften, die ›den Menschen ausmachen‹, entweder identisch sind mit bestimmten Eigenschaften des (intakten) Gehirns oder zumindest durch das funktionierende Gehirn in noch ungeklärter Weise realisiert oder hervorgebracht werden« (Kurthen et al. 1989b). Es ist mehr als fraglich, ob es der Gehirnforschung jemals gelingen wird, das »Wesen des Menschen« im menschlichen Gehirn zu lokalisieren. Hierzu müßte man mindestens die Funktionen des Gehirns restlos verstehen können. Da wir aber nur unser Gehirn als höchstentwickeltes Denkorgan haben, wird diese Minimalanforderung für den Menschen vermutlich unerreichbar bleiben: »Der Hauptgrund ist, daß ›jeder Apparat (. . .) eine Struktur von höherem Komplexitätsgrad haben muß, als die Dinge‹, die er zu erklären versucht« (Eccles u. Popper 1982, S. 54).

---

[41] Ich folge hier den Ausführungen in meinem gleichnamigen Artikel: Oduncu, Hirntod – Tod des Menschen? Stimmen der Zeit 1997 (215): 678–690.

Es stellt sich prinzipiell die Frage, ob es gerechtfertigt ist, das Wesen des Menschen auf noch teilweise unerkannte Gehirnfunktionen zurückzuführen oder auf diese zu reduzieren.

»Unzweifelhaft ist, daß man im Vergleich zu Gehirnen anderer Tierarten wohl typische Eigenschaften, Funktionsweisen oder Leistungen des menschlichen Gehirns feststellen kann. Aber aus der Betrachtung des Gehirns das menschliche Wesen zu definieren, ist eine absurde Aufhebung der Ganzheitlichkeit des Menschen: Nicht das Gehirn empfindet oder handelt, sondern der mit Fingern und Augen und knurrendem Magen wahrnehmende und handelnde, liebende und hassende Mensch. Der Mensch ist Mensch als ganzheitlicher Organismus, nicht als Gehirn« (Körner 1995, S. 36).

Empfindungen und Handlungen des Menschen betreffen ihn immer in seiner Ganzheitlichkeit. Diese wiederum läßt sich verstehen als eine emergente Erscheinungsweise auf dem Boden integrativer und regulativer Gehirnvorgänge. Körner spricht hier von der »Zentralisierung im Wirbeltierorganismus« (S. 36). Umgekehrt ist mit dem Hirntod die zentralnervale Ganzheitlichkeit nicht mehr gegeben. Die Integrationsfunktion mit dem Ziel der Ganzheitlichkeit ist verloren gegangen, weil alle zuführenden Impulse (Afferenzen) aus dem Inneren des Organismus und aus der Umwelt nicht mehr integrativ verschaltet und adäquat beantwortet werden können.

»Leben ist die Existenzweise der Lebewesen. Beim Tod geht es immer um das Ende der Existenz eines Lebewesens, um was denn sonst?« (S. 37). Diese Feststellung gilt für das Lebewesen Mensch in gleicher Weise wie für das Lebewesen Tier, auch wenn sich der Mensch durch personal-geistige Eigenschaften, wie Selbstbewußtsein, Sittlichkeit, Wissen um den eigenen Tod, vom Tier zu unterscheiden vermag. Deswegen ist der Verlust der für den Menschen spezifischen personal-geistigen Fähigkeiten ein notwendiges, niemals aber ein hinreichendes Kriterium für den Tod des Menschen. Als Merkmale des Lebens werden üblicherweise aufgezählt: Stoffwechsel, Selbstreproduktion, Selbstorganisation, Informationsfluß, Wachstum, Differenzierung, Mutation beziehungsweise genetische Variabilität, Evolution, Anpassung, Reizbarkeit, Motilität und so weiter. »›Existenzweise des Lebewesens‹ bedeutet insbesondere dessen ganzheitliche Aktivität als Organismus, was nach innen die über eine unendliche Vielzahl regulativer Rückkopplungen sich vollziehende funktionelle Integration aller Organsysteme in ganzheitlichem Zusammenwirken beinhaltet, nach außen die auf Energiegewinn, Sicherheit und Fortpflanzung gerichtete Wahrnehmungs- und Bewegungsaktivität in der dem Individuum gegenüberstehenden Umgebung« (S. 37).

Zur Aufrechterhaltung dieser Funktionen benötigt der Organismus Transportmechanismen, die Sauerstoff und Nährstoffe wie Glucose den Zellen als kleinste Grundeinheit des Lebens zuführen und deren Abbauprodukte wieder abführen. Mit dem Funktionsausfall der Kreislaufzentren im Zustand des Hirntods kann dieser Substrattransport durch künstliche Beatmung und andere Intensivmaßnahmen fortgeführt werden, so daß die Organe und Zellen weiterhin ihren Stoffwechsel betreiben können. Jedoch entbehren diese Vorgänge jegliche Form einer ganzheitlichen Existenzweise des Lebewesens, wie sie oben beschrieben wurde. Bei der maschinellen Beatmung handelt es sich nicht um eine Kompensation der integrativen Gehirnfunktionen. Vielmehr wird Luft in die Lunge ein- und ausgepumpt, so daß über den im Herzen autonom funktionierenden Sinusknoten (Ort der Erregungsbildung), der nur Sauerstoff benötigt, die Pumpfunktion des Herzmuskels fortgeführt und damit der Substrattransport erhalten werden kann. Mit anderen Worten: Man kann das Herz aus dem Körper herausschneiden und unter entsprechenden Laborbedingungen mehrere Stunden lang schlagen lassen. »Wenn die Funktion des Gesamtgehirns unumkehrbar zerstört ist, fehlt dem Menschen die Integrationskraft für die Lebensfähigkeit des Organismus sowie die Zusammenfassung aller menschlichen Organfunktionen zu einer übergeordneten Einheit als selbständiges Lebewesen, das unbestritten mehr und etwas qualitativ anderes ist als die bloße Summe seiner Organe« (Oduncu 1997, S. 688). Nach dem Tod des Menschen zu fragen, heißt nach dem Subjekt des Todes zu fragen: Wer oder was stirbt?[42]

»Das ›Subjekt‹ des Todes ist das menschliche Individuum als leiblich-seelische Ganzheit, als (in der Regel) bewußtseins- und

---

42 Vgl. hierzu die Attributionsfrage bei Kurthen et al. 1989a.

selbstbewußtseinsfähiges Lebewesen.«[43] Mit dieser Aussage wird dem Tod eindeutig ein konkretes Subjekt zugewiesen: das menschliche Individuum. Darüber hinaus wird der Mensch in typischer Weise als eine lebende Einheit von Körper und Geist charakterisiert. Diese Einheit des Menschen ist untrennbar. Deshalb können alle personal-geistigen Mitteilungsformen immer nur im Leib und durch den Leib zum Ausdruck kommen – soweit hierfür bestimmte materielle Strukturbedingungen vorhanden und geordnete neurophysiologische Abläufe möglich sind. Umgekehrt findet der menschliche Leib seinen Ausdruck nur im geistig-personalen Sein. Deswegen kann das Subjekt des Todes weder der menschliche Körper noch der menschliche Geist sein. Für das Menschenverständnis in unserem Kulturbereich ist der Mensch eine Einheit aus Körper und Geist. Es macht auch wenig Sinn zu fragen, ob der Körper tot oder lebendig sei, da es den menschlichen Körper als solchen isoliert für sich nicht geben kann. Ist der Mensch tot, so reden wir vom Toten oder vom Leichnam, aber nicht vom toten Körper. Es ist der Mensch in seiner Ganzheit, der lebt und stirbt. Ebenso reicht es auch nicht zu sagen, die »Person« im oder des Menschen ist gestorben. Das Subjekt des Todes ist das Subjekt des Lebens, der Mensch als Einheit und Ganzheit aus Körper und Geist.

»Für den Menschen als leiblich-seelisches Lebewesen gibt es nur *einen* Tod« (Birnbacher et al. 1993, S. 2171). Die vielen Todesbegriffe, die sich hierzulande eingebürgert haben, erwecken den Eindruck, als gebe es mehrere verschiedene Tode. In der Hauptsache sind dies neben dem »Hirntod«, der »klinische Tod«, »Herz-Kreislauftod« und »biologischer Tod«. Diese Begriffe verwirren mehr, als daß sie Klarheit bringen. Die Wahl dieser Ausdrücke hängt ursprünglich mit der Todesursache zusammen. So wäre es verständlicher, vom »Tod nach Herz-Kreislaufversagen« oder vom »Tod durch Ausfall des Gehirns« und so weiter zu sprechen. Die Begriffe beziehen sich alle auf denselben Sachverhalt: Tod des Menschen.

---

43 Ausführliche Darstellung der doppelten Komponente des Hirntods, die sowohl das körperlich-geistige wie das vitale Leben betrifft, geben Birnbacher et al. (1993).

Ein Mensch ist nicht erst dann tot, wenn alle Organe oder Einzelkomponenten seines Organismus zu funktionieren aufgehört haben. Der Tod des Menschen geht der Verwesung lange voraus, weil das Gehirn im Gegensatz zu den anderen Organen eine extrem kurze Reanimationszeit gegenüber Sauerstoffmangel besitzt. Im Hirntod »liegt ein bloß vegetativer Restbestand eines menschlichen Lebens, das selbst den Punkt der möglichen Wiederkehr unwiderruflich überschritten hat. (...) Es ist ein Zustand vegetativer Lebendigkeit, dem schon die typisch animalischen Lebenszeichen der Empfindung und Wahrnehmung und der sinnvoll der Umgebung antwortenden Bewegung fehlen. Natürlich fehlen erst recht alle Zeichen der typisch menschlichen Lebendigkeit, die man in der Hemmung des Handlungsimpulses und die Ausfüllung des dadurch entstandenen Freiraums durch erkennende und überlegende Tätigkeit, die sich sprachlich ausdrückt, erkennt« (Haeffner 1996, S. 812).

Verfechter des Totaltods lehnen dieses Konzept vom Hirntod ab. Sie vertreten ein Konzept, bei dem sie – wenn sie konsequent sind, das heißt jede verbliebene chemische oder biologische Teilaktivität im Leichnam als Ausdruck einer ganzheitlichen Lebendigkeit interpretieren – selbst keinen Zeitpunkt angeben können, wann der Tod eines Menschen oder eines Tieres eingetreten ist. Die Unzulänglichkeit dieser Position wird besonders deutlich, wenn man sich die Untersuchungsergebnisse der Deutschen Forschungsgemeinschaft über Enzymaktivitäten in Mumien vor Augen führt.

Dort hatte man Proben aus Rippenknochen einer luftgetrockneten *2300 Jahre* alten ptolemäischen Mumie auf den Gehalt von funktionell aktiver alkalischer Phosphatase untersucht. Dieses Enzym (Ferment) ist in den Knochen angereichert und für den Knochenstoffwechsel von großer Bedeutung. »Im Vergleich zu frischer alkalischer Phosphatase wies das mumifizierte Enzym aus Rippen- oder Beckenknochen 65 % der biologischen Aktivität auf (...) Während das Enzym in wässriger Lösung seine funktionelle Aktivität bereits bei 25 Grad Celsius nach zwei Stunden verliert, bleibt das Enzym durch die Anlagerung auf der anorganischen Matrix im Knochen noch nach 2300 Jahren strukturell und funktionell voll intakt« (Weser 1994, S. 12 f.). Nach dem obigen Todesverständnis hätten wir es demnach mit einer lebenden Mumie zu tun. Die Unhaltbarkeit dieser Position ist selbstredend.

Der Übergang vom Leben zum Tod wird also nicht durch den Untergang der letzten Körperzelle charakterisiert, sondern dadurch bestimmt, daß die einzelnen Organe nicht mehr zu einem übergeordneten Ganzen zentral integriert und gesteuert werden. Der biologische Tod drückt sich nicht durch einen Stillstand von Wachstums- und Stoffwechselvorgängen in allen Organen und Zellen aus, sondern durch den Zusammenbruch ihrer Wechselbeziehungen und den Verlust ihrer Integration. Der Organismus hat aufgehört, ein Lebewesen zu sein. Die danach folgenden Leichenerscheinungen wie »Starre«, »Totenflecken« und »Fäulnis« sind also späte Folgen des längst eingetretenen Todes und können nicht als Kriterien für den Todeseintritt angesehen werden. Der Tod des Menschen markiert das Ende des Lebens in der Zeit. Er ist gleichzusetzen mit dem Ende eines Organismus, wie es für alle tierischen Lebewesen zutrifft.

»Denn der vollständige und endgültige Ausfall des gesamten Gehirns bedeutet biologisch den Verlust der
- Selbst-Tätigkeit als Funktionseinheit, als Ganzes (Spontaneität als Organismus)
- Abstimmung und Auswahl von Einzelfunktionen aus der Funktionseinheit des Ganzen (Steuerung durch den Organismus)
- Wechselbeziehung zwischen dem Ganzen als Funktionseinheit und seiner Umwelt (Anpassung und Abgrenzung als Ganzes)
- Zusammenfassung der einzelnen Funktionen und ihrer Wechselbeziehungen zum Ganzen als Funktionseinheit (Integration)« (Wiss. Beirat 1993, S. 2177).

In diesem Fall spricht man nicht mehr von einem lebendigen Organismus, wenngleich manche Körperteile (Organe, Gewebe und Zellen) noch Leben beinhalten. Dabei übersehen Kritiker des Hirntod-Kriteriums, wenn sie argumentieren, »der Mensch sei noch nicht ganz tot, wenn nur sein Gehirn abgestorben sei, den Unterschied zwischen dem Ganzen als Einheit und dem Ganzen als Summe seiner Teile. Ganzheit bedeutet Einheit als Lebewesen, nicht nur Summe aller Zellen, Gewebe und Organe« (Schlake u. Roosen 1995, S. 14).

Mit der Feststellung des Hirntods ist die ganzheitliche Existenzweise des Lebewesens zu Ende gegangen. Das Lebewesen als Individuum ist tot. Damit können wir mit Haeffner bezüglich der oben gestellten Frage nach dem Subjekt im Hirntod festhalten: »Das Subjekt, das ein Verhältnis des Habens zu diesem Leben und zu diesem Leib haben könnte, ist verschwunden, da es eine Zentrierung in irgendeiner Form des Innewerdens und der Steuerung der eigenen Zustände und Handlungen nicht nur faktisch nicht gibt, sondern gar nicht mehr geben kann« (Haeffner 1996, S. 812).

In diesem Zusammenhang führen Kritiker des Hirntod-Kriteriums ins Feld, daß der Hirntod als sicheres Todeszeichen des Menschen die unabwendbare Konsequenz zur Folge habe, daß der Mensch während seiner Embryonalphase nicht lebt. Der Einwand geht darauf zurück, daß der Mensch in seiner frühen Embryonalentwicklung noch nicht über ein Gehirn verfügt. Hier stellt sich die prinzipielle Frage, ob man das Hirntod-Kriterium nicht vernünftigerweise zu einem »brain-absent«-Kriterium ausweiten könnte? Das heißt: Ist eine vom Menschen abstammende Lebensform »tot«, wenn sie kein funktionsfähiges Gehirn besitzt, wie eben der Embryo in den ersten Entwicklungsstadien? Die Antwort darauf muß eindeutig »Nein« lauten. Das Hirntod-Kriterium ist deswegen gültig, weil beim Erwachsenen die zentrale Steuerung seiner Körperfunktionen zu einer funktionellen Ganzheit wesentlich zerstört ist, wenn das Gehirn vollständig und irreversibel ausgefallen ist. Beim frühen Embryo jedoch ist die Lebenseinheit – wie auch die Entwicklung des Lebens überhaupt – nicht an das Gehirn gebunden: Die Entwicklung des Organismus erfolgt hier noch ohne eine zentrale Steuerung durch das Gehirn, da dieses noch gar nicht vorliegt. Weil ein Embryo offensichtlich lebt, ist er nicht hirn-tot. Folglich kann man dem Einwand der Hirntod-Kritiker entgegenhalten, »daß sich die Definitionsmerkmale und Kriterien für das Ende des menschlichen Lebens nicht ohne weiteres auf dessen Beginn übertragen lassen« (Birnbacher et al. 1993, S. 2173).

Für die Beantwortung der obigen Fragestellung könnte man daher festhalten:

1) Der Tod eines jeden höher entwickelten Lebewesens ist eingetreten, wenn es als biologischer Organismus in seiner funktionellen Ganzheit, nicht erst durch den Zerfall aller Teile seines Körpers gestorben ist.
2) Der Organismus stirbt, wenn die einzelnen Organe und Organsysteme nicht mehr zur übergeordneten Einheit des Lebewesens im Sinne einer funktionellen Ganzheit integriert werden.
3) Denn das bedeutet den Verlust der Selbständigkeit, der Selbst-Tätigkeit und der Integration des Organismus.
4) Dieser Zustand liegt vor, wenn das Gehirn vollständig und irreversibel ausgefallen ist (Hirntod).
5) Mit dem Tod des Organismus gehen die Grundlagen sowohl für das »Menschsein« als auch für das »Personsein« verloren.

Fazit 1: Der Hirntod *ist* der Tod des Menschen.

Gerade dieses schlußfolgernde »ist« im letzten Satz wird von den Hirntod-Kritikern mißverstanden und angegriffen. Es bedeutet eben nicht: »Wenn man weiß, was der vollständige und irreversible Ausfall des menschlichen Gehirns ist, weiß man auch, was menschlicher Tod seinem Wesen nach ist. Diese Aussage ist falsch.«[44] Das hier verwendete »ist« hat noch eine zweite Identität. Genau um diese geht es in der Medizin, die in einem viel engeren Sinn nach dem menschlichen Tod fragt, nämlich nach den Ursachen und dem Zeitpunkt des Todes eines menschlichen Organismus. Den Vertretern des Hirntod-Kriteriums geht es also um die zweite Bedeutung von »ist«, nämlich: »Immer dann, wenn (und weil) das Gehirn eines menschlichen Organismus abstirbt, tritt der Tod des individuellen Gesamtorganismus ein. Mit anderen Worten: Der vollständige und irreversible Ausfall des Gehirns ist eine Ursache und damit ein sicheres Kriterium des Todes des Menschen« (Haeffner 1996, S. 810).

Fazit 2: Der Hirntod ist ein *sicheres Todeszeichen* des Menschen.

---

44 Ich folge hier den Ausführungen über die »doppelte Identität« von »ist« bei Haeffner 1996, S. 810.

Zusammenfassung und Beurteilung

Die Bedeutung des Hirntod-Kriteriums als sicheres Zeichen für den eingetretenen Zustand des menschlichen Todes wird vielerorts angezweifelt. Hieraus erwächst die zunehmende Befürchtung, daß medizinisch nicht alles zur Erhaltung des gefährdeten Lebens getan und der Tod aus pragmatischen Fremdinteressen zu früh diagnostiziert werde. Bei genauerer Betrachtung der Argumentation lassen sich solche Bedenken auf Mißverständnisse zurückführen, die durch besonders spektakuläre Fallbeispiele aus der jüngsten Medizingeschichte (z. B. »Erlanger Baby«) durch die Sensationspresse verfälscht und nicht wertneutral wiedergegeben werden. Die vorliegende Arbeit hat daher versucht, die Vielschichtigkeit der Hirntod-Problematik möglichst sachlich und differenziert darzulegen, um mehr Klarheit in die aktuelle, sehr emotional geführte Diskussion um den Hirntod als sicheres Todeszeichen des Menschen hineinzubringen.

Der Tod markiert das Ende eines Lebewesens. Jede Feststellung des Todes beruht auf einer bestimmten Todesdefinition. Hierbei muß man zwischen der Todesdefinition, den Todeskriterien und den Testverfahren unterscheiden. Die Testverfahren untersuchen die Kriterien, die eine Definition zugrunde legt. Die Definition des Todes kann nur auf der philosophisch-abstrakten Ebene begrifflich bestimmt werden, wohingegen die Todeskriterien und die Testverfahren rein naturwissenschaftlicher Natur sind. In diesem Sinne bedeutet der Begriff »Hirntod« keine Neu- oder Umdefinierung des Todes, sondern lediglich ein neues beziehungsweise ein weiteres

Kriterium für denselben Sachverhalt Tod, der außerhalb der Intensivmedizin wie bisher durch den irreversiblen Herz-Kreislaufstillstand festgestellt wird. Als Kriterium ist der Hirntod nicht ursprünglich, sondern folgt zwangsläufig aus der vorausgegangenen Definition.

Das Hirntod-Kriterium drückt den vollständigen und irreversiblen Funktionsausfall des Gehirns aus, während der Kreislauf maschinell aufrechterhalten wird. Hierzulande erfolgt der Hirntodnachweis entsprechend den Richtlinien der Bundesärztekammer nach einem dreistufigen Diagnoseschema:

1) Als Voraussetzung muß eine irreversible Gehirnschädigung zweifelsfrei vorliegen.
2) Das Ausmaß der Schädigung wird durch die Prüfung bestimmter klinischer Todeszeichen untersucht. Im Zustand des Hirntods liegen ein Stillstand der eigenen Atemtätigkeit mit Verlust der zentralen Herz-Kreislaufregulation, ein tiefes Koma (irreversible Bewußtlosigkeit) sowie der Verlust der Hirnstammreflexe (Pupillenreflex u. a.) vor.
3) Zur Bestätigung der Vollständigkeit und Irreversibilität des Hirnfunktionsausfalls werden apparative Zusatzuntersuchungen (EEG, Evozierte Potentiale u. a.) eingesetzt oder die klinische Befunderhebung nach bestimmten Beobachtungszeiten wiederholt. Die Untersuchungsergebnisse werden in einem standardisierten Protokoll dokumentiert und aufbewahrt.

Wie die öffentliche Diskussion zeigt, beruhen Mißverständnisse hauptsächlich darauf, daß Todesdefinition, Todeskriterien und Testverfahren vermischt und miteinander verwechselt werden. Eine den Richtlinien gemäße und trotzdem unzutreffende Feststellung des vollständigen und irreversiblen Funktionsausfalls des gesamten Gehirns ist bis heute nicht bekannt geworden. Presseberichte über »Scheintote« können alle restlos damit zurückgewiesen werden, daß die vorgeschriebenen Untersuchungen nicht mit der nötigen Sachkenntnis und Verantwortung oder nur unvollständig durchgeführt wurden. Die Bedeutung solcher Irrtümer liegt vielmehr darin, auf mögliche Fehlerquellen und Gefahren hinzuweisen und diese auszuschalten.

Welche Todesdefinition liegt diesen Kriterien und ihren Testverfahren innerhalb des Hirntod-Kriteriums zugrunde?

Wir können das Wesen des Todes nicht »positiv«, das heißt vom Tod selbst her bestimmen, sondern nur »negativ« vom Wesen des Lebens oder des Nicht-mehr-Lebens. Wenn Leben die Existenzweise der Lebewesen ist, so ist der Tod folglich das Ende dieser Existenzweise. Das Leben ist gekennzeichnet durch Selbstreproduktion, Selbstorganisation, Anpassung und anderes mehr. Allerdings meint »Existenzweise des Lebewesens« nicht die detaillierten chemisch-biologischen Vorgänge als separate Abläufe in den verschiedenen Körperteilen und Organen. Als Existenzweise versteht man vielmehr das Zusammenfassen der einzelnen Körperfunktionen zu einer übergeordneten funktionellen Einheit und Ganzheit. Die Erscheinung des Lebewesens ist somit ein Existieren in funktioneller Ganzheitlichkeit und nicht in der Summe seiner Teile. Diese Integrationsfunktion wird ausschließlich durch das Gehirn gewährleistet. Dies gilt für das Lebewesen »Mensch« ebenso wie für das Lebewesen »Tier«, auch wenn deutliche artspezifische Unterschiede hinsichtlich Sprache, Selbstbewußtsein, Sittlichkeit vorhanden sind. Damit bedeutet der Tod des biologischen Organismus nicht den Verlust von Stoffwechselvorgängen in allen Körperteilen und Zellen, sondern den Absturz ihrer zentralen Integration zu einem lebensfähigen, selbständigen Lebewesen als Ganzem. Dies tritt genau dann ein, wenn die Regulations- und Integrationsfunktionen des Gehirns im Zustand des Hirntods ausfallen.

In unserem Kulturkreis wird der Mensch als eine untrennbare Einheit von Körper und Geist verstanden. Mit dem Tod des Organismus gehen folglich auch die Grundlagen für das »Mensch- und Personsein« verloren. Ein Mensch ist ein Individuum der biologischen Art *Homo sapiens*, auf die auch der Begriff der »Person« bezogen wird. Unter »Person« versteht man dabei die Ausdruck- und Mitteilungsformen des Menschen, die körperliche Individualität, die personal-geistige Explizierung der biologischen Art »Mensch«. Wesentlich für Person ist die prinzipiell potentielle Mitteilungsfähigkeit im weitesten Sinne und nicht die aktuelle. Das Nichtvorhandensein (Fötus) oder das Fehlen (Komatöse) hebt den Personstatus, wie es das kognitivistische Personverständnis bei Singer unter anderem fordert, nicht auf, weil ein Fehlen von personal-geistigen Akten nicht das Wesen des Menschen ändert. Aus diesem Grund wird die Person allein durch die Lebendigkeit, das heißt reale Wesenheit des Menschen begründet, die ihrerseits durch die reale Wesenheit des lebenden Organismus vorgegeben ist. Umgekehrt erlischt mit dem Tod des biologischen Organismus das Individuum als Mensch und Person. Fazit: Der Hirntod als der Tod des Organismus ist demnach auch der Tod von Mensch und Person. Mit dem Eintritt des Hirntods stirbt der Mensch als biologischer Organismus in seiner leiblich-geistigen Einheit und Ganzheit.

Nach Eintritt des menschlichen Todes folgt der Untergang seiner restlichen Organe, bis schließlich die letzten Zellen absterben. Aufgrund der unterschiedlichen Gewebetoleranz gegenüber Sauerstoffmangel geschieht dies in bestimmter Reihenfolge, so daß in manchen Organen und Zellen der Leiche noch bis zu mehreren Tagen ein gewisses »Restleben« in Form von biologischen Prozessen feststellbar ist. Hierbei handelt es sich um die restliche Zellaktivität von Subsystemen, aber auf keinen Fall um die Lebendigkeit des Organismus. Deswegen muß der Funktionsverlust solcher Subsysteme nicht erst abgewartet werden, um den menschlichen Tod festzustellen. Der Mensch als Mensch in dieser Welt ist nicht erst dann tot, wenn er vollständig verwest und zerfallen ist. Jahrhunderte lang galt der Stillstand der Herztätigkeit als ausschlaggebendes Kriterium für die Feststellung des Todes. Diese Ansicht war insofern richtig, als man nicht in der Lage war, den ausgefallenen Herzschlag und Kreislauf wiederherzustellen. Dies führte innerhalb nur weniger Minuten zum vollständigen und irreversiblen Funktionsausfall des gesamten Gehirns. Mit dem technischen Fortschritt in der Intensiv- und Reanimationsmedizin, d. h. mit den Möglichkeiten, die ausgefallene Herztätigkeit wieder in Gang zu bringen, wurde diese Ansicht hinfällig. Die unabdingbare Revision dieser Ansicht zeigte sich auch dadurch, daß für Herzoperationen die Herztätigkeit vorübergehend vollständig stillgelegt werden muß. Und im Fall einer Herztransplantation muß der Kreislauf ohne das Herz rein maschinell für mehrere Stunden im Körper des Organempfängers aufrechterhalten werden, bis das neue Herz eingepflanzt worden ist und seine Tätigkeit wieder von selbst aufnehmen kann. Aus diesen Gründen kann der Herzstillstand für sich nicht mehr in jeder Situation den Tod anzeigen. Darüber hinaus zeigt ein Herzschlag nicht immer sicher, daß ein Mensch (noch) lebt: Hängt die weitere Tätigkeit des Herzens ausschließlich von der maschinellen Beatmung ab, ohne daß ein Hirnkreislauf noch besteht, so besteht auch kein menschlicher Organismus als Funktionseinheit mehr. Mit dem Absterben des Gehirns als übergeordnete und zusammenfassende Integrations- und Regulationszentrale der physiologischen Vorgänge im menschlichen Körper geht auch die stoffliche Grundlage für all das verloren, wodurch der Mensch als bewußtseins- und selbstbewußtseinsbegabtes Wesen, als Person und Individuum in dieser Welt lebt. In diesem Verständnis ist die Feststellung des Hirntods als sicheres Todeszeichen hinreichend begründet.

Das Hirntodkriterium unterscheidet sich von den anderen sicheren Todeszeichen, wie Totenflecken, Totenstarre und Fäulnis lediglich darin, daß der Tod des Menschen und aller anderen höherentwickelten animalischen Lebewesen bereits sehr früh nach seinem Eintritt diagnostisch erkannt werden kann. Kursierende »Begriffe wie ›Herztod‹ oder ›Hirntod‹ oder ›klinischer Tod‹ können nicht nur unter Laien den falschen Eindruck erwecken, als gebe es nun mehrere Tode. Solche Bezeichnungen sind mißverständlich, weil sie in der Umgangssprache sowohl für die Todesursache als auch für den Tod selbst benutzt werden. Ihre Bedeutung sollte daher jeweils erläutert werden. Richtig ist die Formulierung ›Tod nach Herzstillstand‹ beziehungsweise ›durch endgültigen Ausfall der gesamten Hirnfunktion‹« (Wiss. Beirat 1993, S. 2178). Damit wird kein neuer Todesbegriff eingeführt oder der Tod aus pragmatischen oder Fremdinteressen umdefiniert: Es gab und gibt nur einen Tod des Menschen. Es gab und gibt nur einen Grund, den menschlichen Tod zu bescheinigen, nämlich den und nur den, daß er nachweisbar eingetreten ist. Seine Feststellung erfolgt vollkommen unabhängig davon, ob eine Fortführung der Behandlung eines noch lebenden schwerkranken Patienten aussichtslos geworden ist oder ob eine Organentnahme in Frage kommt. Ein Mensch stirbt, weil seine Grunderkrankungen oder die erlittenen Verletzungen sein Ende unaufhaltsam erzwingen, aber nicht, weil andere Menschen ein Interesse daran hätten.

Das Hirntodkriterium definiert zwar nicht den Tod neu, aber es ermöglicht eine völlig neue Erfahrung des Todes: Der maschinell beatmete und gut durchblutete warme Leichnam auf der Intensivstation erweckt den Anschein eines bewußtlosen, aber lebendigen Menschen. Vor allem für die Angehörigen ist es nur schwer (wenn überhaupt) nachvollziehbar, daß der ihnen so vertraute Mensch tot sein soll, wo sie doch dessen Herzschlag nicht nur am Monitor ablesen, sondern auch am Puls »lebhaft« fühlen können. Besonders für das Personal, das »rund um die Uhr« mit der Betreuung des Patienten beschäftigt ist, bereitet die als plötzlich empfundene Denkumstellung von einem schwerkranken Lebenden zum hirntoten Leichnam psychologische Schwierigkeiten. Das liegt in erster Linie daran, daß der Hirntod der äußeren Wahrnehmung nicht zugänglich ist und deswegen nur von Ärzten mit speziellen Untersuchungen diagnostiziert werden kann. Es ist daher wichtig und auch notwendig, daß die betreuenden Ärzte diese Unanschaulichkeit des Hirntods für die Angehörigen durch Erklärung des Sachverhalts etwas transparenter machen. Das Besondere an dieser Todeswahrnehmung ist das Gefühl, den Tod auf einer so frühen Stufe der Absterbekaskade erfahren und hinnehmen zu müssen; ungeachtet dessen, ob wir es wollen oder nicht.

Dem Hirntodkriterium wird oft der Vorwurf gemacht, daß es nur eine reduktionistische Sichtweise des Menschen und seines Todes zulasse. Man befürchtet, daß demnächst bereits ein Funktionsverlust von bestimmten Gehirnteilen zur Feststellung des menschlichen Todes ausreichen könnte. Während beispielsweise in Großbritannien der Tod schon mit dem Ausfall des Hirnstamms (»Hirnstammtod«) festgestellt wird, gibt es in Amerika Bestrebungen, den menschlichen Tod mit dem Funktionsverlust der Großhirnrinde gleichzusetzen (»Hirnrindentod«). Das kommt daher, daß beide Teilaspekte auf das spezifisch Menschliche abzielen: Das Kriterium des Hirnstammtods besagt, der Mensch ist tot, wenn die motorischen und Vitalfunktionen des Hirnstamms sowie das Bewußtsein bei erhaltener isolierter elektrischer Großhirnaktivität endgültig ausgefallen sind. Anhänger des Hirnrindentods argumentieren, der Mensch sei tot, wenn er seine kognitiven Fähigkeiten wie Bewußtsein, Denken, Sprache und so weiter unwiederbringlich verloren hat, auch wenn er noch selbständig atmet und die übergeordnete zentrale Steuerung der Lebensvorgänge und Körperfunktionen weiterhin besteht.

Derartige Todeskonzepte verfehlen die Bedeutung der biologisch-medizinischen Sachlage und können niemals wertneutral sein. So sind auch anenzephale Säuglinge ohne Großhirn, Patienten mit schwerer Alzheimer-Demenz und Apalliker lebende Menschen. Der Zustand ihrer kognitiven Fähigkeiten kann nicht zur Beurteilung »tot« oder »lebendig« herangezogen werden. Menschen, die selbständig atmen und deren Herz ohne intensiv-medizinische Unterstützung schlägt, sind nicht tot. Eine Heranziehung dieser schwerkranken Menschen zu einer Organentnahme, wie es manche Verfechter des Teilhirntodkonzeptes befürworten, ist nichts weniger als eine Tötung.

Ferner argumentieren Kritiker gegen das Hirntod-Kriterium, weil es von der Medizin dafür mißbraucht werde, die Zahl der benötigten Organe zu Transplantationszwecken zu steigern. Wie schon deutlich darauf hingewiesen, erfolgt die Todesfeststellung durch »Hirntod« vollkommen unabhängig von einer möglichen Organentnahme. Allerdings ist es sehr wohl berechtigt, einer hirntoten Leiche Organe zu entnehmen, wenn auch die rechtlichen Voraussetzungen erfüllt sind. Daß das Hirntod-Kriterium die Entnahme von frischen Organen für die Verpflanzung in schwerkranke Patienten ermöglicht, mindert nicht seine Richtigkeit als wissenschaftliche Tatsachenfeststellung. Viel wichtiger ist die Gewährleistung einer gesetzlichen Regelung für die postmortale Organentnahme, um nicht zuletzt auch einen kommerziellen und kriminellen Handel mit Organen erst gar nicht aufkommen zu lassen. Seit dem 1.12.1997 hat Deutschland ein Transplantationsgesetz, das die postmortale Organentnahme rechtlich verbindlich regelt: Darin gilt die Feststellung des Hirntods weiterhin als Voraussetzung für die Entnahme von Organen bei Vorliegen einer Zustimmung von seiten des Verstorbenen zu Lebzeiten oder wenn nach Prüfung von einer mutmaßlichen Einwilligung des Spenders in die Organentnahme ausgegangen werden kann (»Erweiterte Zustimmung«).

Biologisch und anthropologisch ist die Feststellung des Hirntods ein sicheres Todeszeichen des Menschen:

»Biologisch ist mit dem vollständigen und endgültigen Ausfall der gesamten Hirntätigkeit die selbständige, selbstbestimmende, aus inneren Gründen selbsttätige Lebenseinheit und Lebensordnung des Organismus verloren, das Lebewesen zu Ende gegangen. Anthropologisch fehlt dem Menschen, dessen Hirntätigkeit vollständig und endgültig ausgefallen ist, die in dieser Welt notwendige und unersetzliche körperliche Grundlage für alles Geistige. Ein solcher Mensch kann nie mehr eine von außen oder aus seinem Inneren kommende Wahrnehmung oder Beobachtung machen, verarbeiten und beantworten, nie mehr einen Gedanken fassen, verfolgen und äußern, nie mehr eine Überlegung anstellen und mitteilen, nie mehr eine Gemütsbewegung spüren und zeigen, nie mehr eine Entscheidung treffen« (Angstwurm 1995, S. 45).

Da das Hirntodkriterium nicht nur ein sicheres Todeszeichen des Verstorbenen ist, sondern auch eine lebensrettende Organtransplantation ermöglicht, sollte man in der Diskussion weder jene vergessen, die Jahre auf ein neues Organ warten und einen großen Leidensweg vor sich haben, noch jene, die freiwillig einer Organspende zu Lebzeiten zugestimmt haben: »Keine kostet den Spender weniger als diese, kaum eine bringt dem Empfänger mehr als diese« (Haeffner 1996, S. 817). Als Ausdruck höchster Liebe zum Nächsten verdient sie nur Respekt.

Anhang:
Gesetz über die Spende, Entnahme und Übertragung von Organen (Transplantationsgesetz – TPG) vom November 1997

Der Bundestag hat mit Zustimmung des Bundesrates das folgende Gesetz beschlossen:

Erster Abschnitt
Allgemeine Vorschriften

§ 1
Anwendungsbereich

(1) Dieses Gesetz gilt für die Spende und die Entnahme von menschlichen Organen, Organteilen oder Geweben (Organe) zum Zwecke der Übertragung auf andere Menschen sowie für die Übertragung der Organe einschließlich der Vorbereitung dieser Maßnahmen. Es gilt ferner für das Verbot des Handels mit menschlichen Organen.

(2) Dieses Gesetz gilt nicht für Blut und Knochenmark sowie embryonale und fetale Organe und Gewebe.

§ 2
Aufklärung der Bevölkerung, Erklärung zur Organspende, Organspenderegister, Organspendeausweise

(1) Die nach Landesrecht zuständigen Stellen, die Bundesbehörden im Rahmen ihrer Zuständigkeit, insbesondere die Bundeszentrale für gesundheitliche Aufklärung, sowie die Krankenkassen sollen auf der Grundlage dieses Gesetzes die Bevölkerung über die Möglichkeiten der Organspende, die Voraussetzungen der Organentnahme und die Bedeutung der Organübertragung aufklären. Sie sollen auch Ausweise für die Erklärung

zur Organspende (Organspendeausweise) zusammen mit geeigneten Aufklärungsunterlagen bereithalten. Die Krankenkassen und die privaten Krankenversicherungsunternehmen stellen diese Unterlagen in regelmäßigen Abständen ihren Versicherten, die das sechzehnte Lebensjahr vollendet haben, zur Verfügung mit der Bitte, eine Erklärung zur Organspende abzugeben.

(2) Wer eine Erklärung zur Organspende abgibt, kann in eine Organentnahme nach § 3 einwilligen, ihr widersprechen oder die Entscheidung einer namentlich bekannten Person seines Vertrauens übertragen (Erklärung zur Organspende). Die Erklärung kann auf bestimmte Organe beschränkt werden. Die Einwilligung und die Übertragung der Entscheidung können vom vollendeten sechzehnten, der Widerspruch kann vom vollendeten vierzehnten Lebensjahr an erklärt werden.

(3) Das Bundesministerium für Gesundheit kann durch Rechtsverordnung mit Zustimmung des Bundesrates einer Stelle die Aufgabe übertragen, die Erklärungen zur Organspende auf Wunsch der Erklärenden zu speichern und darüber berechtigten Personen Auskunft zu erteilen (Organspenderegister). Die gespeicherten personenbezogenen Daten dürfen nur zum Zwecke der Feststellung verwendet werden, ob bei demjenigen, der die Erklärung abgegeben hatte, eine Organentnahme nach § 3 oder § 4 zulässig ist. Die Rechtsverordnung regelt insbesondere

1. die für die Entgegennahme einer Erklärung zur Organspende oder für deren Änderung zuständigen öffentlichen Stellen (Anlaufstellen), die Verwendung eines Vordrucks, die Art der darauf anzugebenden Daten und die Prüfung der Identität des Erklärenden,
2. die Übermittlung der Erklärung durch die Anlaufstellen an das Organspenderegister sowie die Speicherung der Erklärung und der darin enthaltenen Daten bei den Anlaufstellen und dem Register,
3. die Aufzeichnung aller Abrufe im automatisierten Verfahren nach § 10 des Bundesdatenschutzgesetzes sowie der sonstigen Auskünfte aus dem Organspenderegister zum Zwecke der Prüfung der Zulässigkeit der Anfragen und Auskünfte,
4. die Speicherung der Personendaten der nach Absatz 4 Satz 1 auskunftsberechtigten Ärzte bei dem Register sowie die Vergabe, Speicherung und Zusammensetzung der Codenummern für ihre Auskunftsberechtigung,
5. die Löschung der gespeicherten Daten und
6. die Finanzierung des Organspenderegisters.

(4) Die Auskunft aus dem Organspenderegister darf ausschließlich an den Erklärenden sowie an einen von einem Krankenhaus dem Register als auskunftsberechtigt benannten Arzt erteilt werden, der weder an der Entnahme noch an der Übertragung der Organe des möglichen Organspenders beteiligt ist und auch nicht Weisungen eines Arztes untersteht, der an diesen Maßnahmen beteiligt ist. Die Anfrage darf erst nach der

Feststellung des Todes gemäß § 3 Abs. 1 Nr. 2 erfolgen. Die Auskunft darf nur an den Arzt weitergegeben werden, der die Organentnahme vornehmen soll, und an die Person, die nach § 3 Abs. 3 Satz 1 über die beabsichtigte oder nach § 4 über eine in Frage kommende Organentnahme zu unterrichten ist.

(5) Das Bundesministerium für Gesundheit kann durch allgemeine Verwaltungsvorschrift mit Zustimmung des Bundesrates ein Muster für einen Organspendeausweis festlegen und im Bundesanzeiger bekanntmachen.

Zweiter Abschnitt
Organentnahme bei toten Organspendern

§ 3
Organentnahme mit Einwilligung des Organspenders

(1) Die Entnahme von Organen ist, soweit in § 4 nichts Abweichendes bestimmt ist, nur zulässig, wenn
1. der Organspender in die Entnahme eingewilligt hatte,
2. der Tod des Organspenders nach Regeln, die dem Stand der Erkenntnisse der medizinischen Wissenschaft entsprechen, festgestellt ist und
3. der Eingriff durch einen Arzt vorgenommen wird.

(2) Die Entnahme von Organen ist unzulässig, wenn
1. die Person, deren Tod festgestellt ist, der Organentnahme widersprochen hatte,
2. nicht vor der Entnahme bei dem Organspender der endgültige, nicht behebbare Ausfall der Gesamtfunktionen des Großhirns, des Kleinhirns und des Hirnstamms nach Verfahrensregeln, die dem Stand der Erkenntnisse der medizinischen Wissenschaft entsprechen, festgestellt ist.

(3) Der Arzt hat den nächsten Angehörigen des Organspenders über die beabsichtigte Organentnahme zu unterrichten. Er hat Ablauf und Umfang der Organentnahme aufzuzeichnen. Der nächste Angehörige hat das Recht auf Einsichtnahme. Er kann eine Person seines Vertrauens hinzuziehen.

§ 4
Organentnahme mit Zustimmung anderer Personen

(1) Liegt dem Arzt, der die Organentnahme vornehmen soll, weder eine schriftliche Einwilligung noch ein schriftlicher Widerspruch des möglichen Organspenders vor, ist dessen nächster Angehöriger zu befragen, ob

ihm von diesem eine Erklärung zur Organspende bekannt ist. Ist auch dem Angehörigen eine solche Erklärung nicht bekannt, so ist die Entnahme unter den Voraussetzungen des § 3 Abs. 1 Nr. 2 und 3 und Abs. 2 nur zulässig, wenn ein Arzt den Angehörigen über eine in Frage kommende Organentnahme unterrichtet und dieser ihr zugestimmt hat. Der Angehörige hat bei seiner Entscheidung einen mutmaßlichen Willen des möglichen Organspenders zu beachten. Der Arzt hat den Angehörigen hierauf hinzuweisen. Der Angehörige kann mit dem Arzt vereinbaren, daß er seine Erklärung innerhalb einer bestimmten, vereinbarten Frist widerrufen kann.

(2) Nächste Angehörige im Sinne dieses Gesetzes sind in der Rangfolge ihrer Aufzählung
1. Ehegatte,
2. volljährige Kinder,
3. Eltern oder, sofern der mögliche Organspender zur Todeszeit minderjährig war und die Sorge für seine Person zu dieser Zeit nur einem Elternteil, einem Vormund oder einem Pfleger zustand, dieser Sorgeinhaber,
4. volljährige Geschwister,
5. Großeltern.

Der nächste Angehörige ist nur dann zu einer Entscheidung nach Absatz 1 befugt, wenn er in den letzten zwei Jahren vor dem Tod des möglichen Organspenders zu diesem persönlichen Kontakt hatte. Der Arzt hat dies durch Befragung des Angehörigen festzustellen. Bei mehreren gleichrangigen Angehörigen genügt es, wenn einer von ihnen nach Absatz 1 beteiligt wird und eine Entscheidung trifft; es ist jedoch der Widerspruch eines jeden von ihnen beachtlich. Ist ein vorrangiger Angehöriger innerhalb angemessener Zeit nicht erreichbar, genügt die Beteiligung und Entscheidung des nächsterreichbaren nachrangigen Angehörigen. Dem nächsten Angehörigen steht eine volljährige Person gleich, die dem möglichen Organspender bis zu seinem Tode in besonderer persönlicher Verbundenheit offenkundig nahegestanden hat; sie tritt neben den nächsten Angehörigen.

(3) Hatte der mögliche Organspender die Entscheidung über eine Organentnahme einer bestimmten Person übertragen, tritt diese an die Stelle des nächsten Angehörigen.

(4) Der Arzt hat Ablauf, Inhalt und Ergebnis der Beteiligung der Angehörigen sowie der Personen nach Absatz 2 Satz 6 und Absatz 3 aufzuzeichnen. Die Personen nach den Absätzen 2 und 3 haben das Recht auf Einsichtnahme. Eine Vereinbarung nach Absatz 1 Satz 5 bedarf der Schriftform.

§ 5
Nachweisverfahren

(1) Die Feststellungen nach § 3 Abs. 1 Nr. 2 und Abs. 2 Nr. 2 sind jeweils durch zwei dafür qualifizierte Ärzte zu treffen, die den Organspender unabhängig voneinander untersucht haben. Abweichend von Satz 1 genügt zur Feststellung nach § 3 Abs. 1 Nr. 2 die Untersuchung und Feststellung durch einen Arzt, wenn der endgültige, nicht behebbare Stillstand von Herz und Kreislauf eingetreten ist und seitdem mehr als drei Stunden vergangen sind.

(2) Die an den Untersuchungen nach Absatz 1 beteiligten Ärzte dürfen weder an der Entnahme noch an der Übertragung der Organe des Organspenders beteiligt sein. Sie dürfen auch nicht Weisungen eines Arztes unterstehen, der an diesen Maßnahmen beteiligt ist. Die Feststellung der Untersuchungsergebnisse und ihr Zeitpunkt sind von den Ärzten unter Angabe der zugrundeliegenden Untersuchungsbefunde jeweils in einer Niederschrift aufzuzeichnen und zu unterschreiben. Dem nächsten Angehörigen sowie den Personen nach § 4 Abs. 2 Satz 6 und Abs. 3 ist Gelegenheit zur Einsichtnahme zu geben. Sie können eine Person ihres Vertrauens hinzuziehen.

§ 6
Achtung der Würde des Organspenders

(1) Die Organentnahme und alle mit ihr zusammenhängenden Maßnahmen müssen unter Achtung der Würde des Organspenders in einer der ärztlichen Sorgfaltspflicht entsprechenden Weise durchgeführt werden.

(2) Der Leichnam des Organspenders muß in würdigem Zustand zur Bestattung übergeben werden. Zuvor ist dem nächsten Angehörigen Gelegenheit zu geben, den Leichnam zu sehen.

§ 7
Auskunftspflicht

(1) Dem Arzt, der eine Organentnahme bei einem möglichen Spender nach § 3 oder § 4 beabsichtigt, oder der von der Koordinierungsstelle (§ 11) beauftragten Person ist auf Verlangen Auskunft zu erteilen, soweit dies zur Feststellung, ob die Organentnahme nach diesen Vorschriften zulässig ist und ob ihr medizinische Gründe entgegenstehen, sowie zur Unterrichtung nach § 3 Abs. 3 Satz 1 erforderlich ist. Der Arzt muß in einem Krankenhaus tätig sein, das nach § 108 des Fünften Buches Sozialgesetzbuch oder nach anderen gesetzlichen Bestimmungen für die Übertragung

der Organe, deren Entnahme er beabsichtigt, zugelassen ist oder mit einem solchen Krankenhaus zum Zwecke der Entnahme dieser Organe zusammenarbeitet. Die Auskunft soll für alle Organe, deren Entnahme beabsichtigt ist, zusammen eingeholt werden. Die Auskunft darf erst erteilt werden, nachdem der Tod des möglichen Organspenders gemäß § 3 Abs. 1 Nr. 2 festgestellt ist.

(2) Zur Auskunft verpflichtet sind
1. Ärzte, die den möglichen Organspender wegen einer dem Tode vorausgegangenen Erkrankung behandelt hatten,
2. Ärzte, die über den möglichen Organspender eine Auskunft aus dem Organspenderegister nach § 2 Abs. 4 erhalten haben,
3. der Arzt, der bei dem möglichen Organspender die Leichenschau vorgenommen hat,
4. die Behörde, in deren Gewahrsam sich der Leichnam des möglichen Organspenders befindet, und
5. die von der Koordinierungsstelle beauftragte Person, soweit sie nach Absatz 1 Auskunft erhalten hat.

Dritter Abschnitt
Organentnahme bei lebenden Organspendern

§ 8
Zulässigkeit der Organentnahme

(1) Die Entnahme von Organen einer lebenden Person ist nur zulässig, wenn
1. die Person
   a) volljährig und einwilligungsfähig ist,
   b) nach Absatz 2 Satz 1 aufgeklärt worden ist und in die Entnahme eingewilligt hat,
   c) nach ärztlicher Beurteilung als Spender geeignet ist und voraussichtlich nicht über das Operationsrisiko hinaus gefährdet oder über die unmittelbaren Folgen der Entnahme hinaus gesundheitlich schwer beeinträchtigt wird,
2. die Übertragung des Organs auf den vorgesehenen Empfänger nach ärztlicher Beurteilung geeignet ist, das Leben dieses Menschen zu erhalten oder bei ihm eine schwerwiegende Krankheit zu heilen, ihre Verschlimmerung zu verhüten oder ihre Beschwerden zu lindern,
3. ein geeignetes Organ eines Spenders nach § 3 oder § 4 im Zeitpunkt der Organentnahme nicht zur Verfügung steht und
4. der Eingriff durch einen Arzt vorgenommen wird.

Die Entnahme von Organen, die sich nicht wieder bilden können, ist darüber hinaus nur zulässig zum Zwecke der Übertragung auf Verwandte ersten oder zweiten Grades, Ehegatten, Verlobte oder andere Personen, die dem Spender in besonderer persönlicher Verbundenheit offenkundig nahestehen.

(2) Der Organspender ist über die Art des Eingriffs, den Umfang und mögliche, auch mittelbare Folgen und Spätfolgen der beabsichtigten Organentnahme für seine Gesundheit sowie über die zu erwartende Erfolgsaussicht der Organübertragung und sonstige Umstände, denen er erkennbar eine Bedeutung für die Organspende beimißt, durch einen Arzt aufzuklären. Die Aufklärung hat in Anwesenheit eines weiteren Arztes, für den § 5 Abs. 2 Satz 1 und 2 entsprechend gilt, und, soweit erforderlich, anderer sachverständiger Personen zu erfolgen. Der Inhalt der Aufklärung und die Einwilligungserklärung des Organspenders sind in einer Niederschrift aufzuzeichnen, die von den aufklärenden Personen, dem weiteren Arzt und dem Spender zu unterschreiben ist. Die Niederschrift muß auch eine Angabe über die versicherungsrechtliche Absicherung der gesundheitlichen Risiken nach Satz 1 enthalten. Die Einwilligung kann schriftlich oder mündlich widerrufen werden.

(3) Die Entnahme von Organen bei einem Lebenden darf erst durchgeführt werden, nachdem sich der Organspender und der Organempfänger zur Teilnahme an einer ärztlich empfohlenen Nachbetreuung bereit erklärt haben. Weitere Voraussetzung ist, daß die nach Landesrecht zuständige Kommission gutachtlich dazu Stellung genommen hat, ob begründete tatsächliche Anhaltspunkte dafür vorliegen, daß die Einwilligung in die Organspende nicht freiwillig erfolgt oder das Organ Gegenstand verbotenen Handeltreibens nach § 17 ist. Der Kommission muß ein Arzt, der weder an der Entnahme noch an der Übertragung von Organen beteiligt ist, noch Weisungen eines Arztes untersteht, der an solchen Maßnahmen beteiligt ist, eine Person mit der Befähigung zum Richteramt und eine in psychologischen Fragen erfahrene Person angehören. Das Nähere, insbesondere zur Zusammensetzung der Kommission, zum Verfahren und zur Finanzierung, wird durch Landesrecht bestimmt.

Vierter Abschnitt
Entnahme, Vermittlung und Übertragung bestimmter Organe

§ 9
Zulässigkeit der Organübertragung

Die Übertragung von Herz, Niere, Leber, Lunge, Bauchspeicheldrüse und Darm darf nur in dafür zugelassenen Transplantationszentren (§ 10) vorgenommen werden. Sind diese Organe Spendern nach § 3 oder § 4 entnommen worden (vermittlungspflichtige Organe), ist ihre Übertragung nur zulässig, wenn sie durch die Vermittlungsstelle unter Beachtung der Regelung nach § 12 vermittelt worden sind. Sind vermittlungspflichtige Organe im Geltungsbereich dieses Gesetzes entnommen worden, ist ihre Übertragung darüber hinaus nur zulässig, wenn die Entnahme unter Beachtung der Regelungen nach § 11 durchgeführt wurde.

§ 10
Transplantationszentren

(1) Transplantationszentren sind Krankenhäuser oder Einrichtungen an Krankenhäusern, die nach § 108 des Fünften Buches Sozialgesetzbuch oder nach anderen gesetzlichen Bestimmungen für die Übertragung von in § 9 Satz 1 genannten Organen zugelassen sind. Bei der Zulassung nach § 108 des Fünften Buches Sozialgesetzbuch sind Schwerpunkte für die Übertragung dieser Organe zu bilden, um eine bedarfsgerechte, leistungsfähige und wirtschaftliche Versorgung zu gewährleisten und die erforderliche Qualität der Organübertragung zu sichern.

(2) Die Transplantationszentren sind verpflichtet,
1. Wartelisten der zur Transplantation angenommenen Patienten mit den für die Organvermittlung nach § 12 erforderlichen Angaben zu führen sowie unverzüglich über die Annahme eines Patienten zur Organübertragung und seine Aufnahme in die Warteliste zu entscheiden und den behandelnden Arzt darüber zu unterrichten, ebenso über die Herausnahme eines Patienten aus der Warteliste,
2. über die Aufnahme in die Warteliste nach Regeln zu entscheiden, die dem Stand der Erkenntnisse der medizinischen Wissenschaft entsprechen, insbesondere nach Notwendigkeit und Erfolgsaussicht einer Organübertragung,
3. die auf Grund der §§ 11 und 12 getroffenen Regelungen zur Organentnahme und Organvermittlung einzuhalten,

4. jede Organübertragung so zu dokumentieren, daß eine lückenlose Rückverfolgung der Organe vom Empfänger zum Spender ermöglicht wird; bei der Übertragung von vermittlungspflichtigen Organen ist die Kenn-Nummer (§ 13 Abs. 1 Satz 1) anzugeben, um eine Rückverfolgung durch die Koordinierungsstelle zu ermöglichen,
5. vor und nach einer Organübertragung Maßnahmen für eine erforderliche psychische Betreuung der Patienten im Krankenhaus sicherzustellen und
6. nach Maßgabe der Vorschriften des Fünften Buches Sozialgesetzbuch Maßnahmen zur Qualitätssicherung, die auch einen Vergleich mit anderen Transplantationszentren ermöglichen, im Rahmen ihrer Tätigkeit nach diesem Gesetz durchzuführen; dies gilt für die Nachbetreuung von Organspendern nach § 8 Abs. 3 Satz 1 entsprechend.

(3) Absatz 2 Nr. 4 und 6 gilt für die Übertragung von Augenhornhäuten entsprechend.

§ 11
Zusammenarbeit bei der Organentnahme, Koordinierungsstelle

(1) Die Entnahme von vermittlungspflichtigen Organen einschließlich der Vorbereitung von Entnahme, Vermittlung und Übertragung ist gemeinschaftliche Aufgabe der Transplantationszentren und der anderen Krankenhäuser in regionaler Zusammenarbeit. Zur Organisation dieser Aufgabe errichten oder beauftragen die Spitzenverbände der Krankenkassen gemeinsam, die Bundesärztekammer und die Deutsche Krankenhausgesellschaft oder die Bundesverbände der Krankenhausträger gemeinsam eine geeignete Einrichtung (Koordinierungsstelle). Sie muß auf Grund einer finanziell und organisatorisch eigenständigen Trägerschaft, der Zahl und Qualifikation ihrer Mitarbeiter, ihrer betrieblichen Organisation sowie ihrer sachlichen Ausstattung die Gewähr dafür bieten, daß die Maßnahmen nach Satz 1 in Zusammenarbeit mit den Transplantationszentren und den anderen Krankenhäusern nach den Vorschriften dieses Gesetzes durchgeführt werden. Die Transplantationszentren müssen in der Koordinierungsstelle angemessen vertreten sein.

(2) Die Spitzenverbände der Krankenkassen gemeinsam, die Bundesärztekammer, die Deutsche Krankenhausgesellschaft oder die Bundesverbände der Krankenhausträger gemeinsam und die Koordinierungsstelle regeln durch Vertrag die Aufgaben der Koordinierungsstelle mit Wirkung für die Transplantationszentren und die anderen Krankenhäuser. Der Vertrag regelt insbesondere
1. die Anforderungen an die im Zusammenhang mit einer Organentnahme zum Schutz der Organempfänger erforderlichen Maßnahmen sowie die Rahmenregelungen für die Zusammenarbeit der Beteiligten,

2. die Zusammenarbeit und den Erfahrungsaustausch mit der Vermittlungsstelle,
3. die Unterstützung der Transplantationszentren bei Maßnahmen zur Qualitätssicherung,
4. den Ersatz angemessener Aufwendungen der Koordinierungsstelle für die Erfüllung ihrer Aufgaben nach diesem Gesetz einschließlich der Abgeltung von Leistungen, die Transplantationszentren und andere Krankenhäuser im Rahmen der Organentnahme erbringen.

(3) Der Vertrag nach den Absätzen 1 und 2 sowie seine Änderung bedarf der Genehmigung durch das Bundesministerium für Gesundheit und ist im Bundesanzeiger bekanntzumachen. Die Genehmigung ist zu erteilen, wenn der Vertrag oder seine Änderung den Vorschriften dieses Gesetzes und sonstigem Recht entspricht. Die Spitzenverbände der Krankenkassen gemeinsam, die Bundesärztekammer und die Deutsche Krankenhausgesellschaft oder die Bundesverbände der Krankenhausträger gemeinsam überwachen die Einhaltung der Vertragsbestimmungen.

(4) Die Transplantationszentren und die anderen Krankenhäuser sind verpflichtet, untereinander und mit der Koordinierungsstelle zusammenzuarbeiten. Die Krankenhäuser sind verpflichtet, den endgültigen, nicht behebbaren Ausfall der Gesamtfunktion des Großhirns, des Kleinhirns und des Hirnstamms von Patienten, die nach ärztlicher Beurteilung als Spender vermittlungspflichtiger Organe in Betracht kommen, dem zuständigen Transplantationszentrum mitzuteilen, das die Koordinierungsstelle unterrichtet. Das zuständige Transplantationszentrum klärt in Zusammenarbeit mit der Koordinierungsstelle, ob die Voraussetzungen für eine Organentnahme vorliegen. Hierzu erhebt das zuständige Transplantationszentrum die Personalien dieser Patienten und weitere für die Durchführung der Organentnahme und -vermittlung erforderliche personenbezogene Daten. Die Krankenhäuser sind verpflichtet, dem zuständigen Transplantationszentrum diese Daten zu übermitteln; dieses übermittelt die Daten an die Koordinierungsstelle.

(5) Die Koordinierungsstelle veröffentlicht jährlich einen Bericht, der die Tätigkeit jedes Transplantationszentrums im vergangenen Kalenderjahr nach einheitlichen Vorgaben darstellt und insbesondere folgende, nicht personenbezogene Angaben enthält:
1. Zahl und Art der durchgeführten Organübertragungen nach § 9 und ihre Ergebnisse, getrennt nach Organen von Spendern nach den §§ 3 und 4 sowie nach § 8,
2. die Entwicklung der Warteliste, insbesondere aufgenommene, transplantierte, aus anderen Gründen ausgeschiedene sowie verstorbene Patienten,
3. die Gründe für die Aufnahme oder Nichtaufnahme in die Warteliste,
4. Altersgruppe, Geschlecht, Familienstand und Versichertenstatus der zu den Nummern 1 bis 3 betroffenen Patienten,

5. die Nachbetreuung der Spender nach § 8 Abs. 3 Satz 1 und die Dokumentation ihrer durch die Organspende bedingten gesundheitlichen Risiken,
6. die durchgeführten Maßnahmen zur Qualitätssicherung nach § 10 Abs. 2 Nr. 6.

In dem Vertrag nach Absatz 2 können einheitliche Vorgaben für den Tätigkeitsbericht und die ihm zugrundeliegenden Angaben der Transplantationszentren vereinbart werden.

(6) Kommt ein Vertrag nach den Absätzen 1 und 2 nicht innerhalb von zwei Jahren nach Inkrafttreten dieses Gesetzes zustande, bestimmt das Bundesministerium für Gesundheit durch Rechtsverordnung mit Zustimmung des Bundesrates die Koordinierungsstelle und ihre Aufgaben.

§ 12
Organvermittlung, Vermittlungsstelle

(1) Zur Vermittlung der vermittlungspflichtigen Organe errichten oder beauftragen die Spitzenverbände der Krankenkassen gemeinsam, die Bundesärztekammer und die Deutsche Krankenhausgesellschaft oder die Bundesverbände der Krankenhausträger gemeinsam eine geeignete Einrichtung (Vermittlungsstelle). Sie muß auf Grund einer finanziell und organisatorisch eigenständigen Trägerschaft, der Zahl und Qualifikation ihrer Mitarbeiter, ihrer betrieblichen Organisation sowie ihrer sachlichen Ausstattung die Gewähr dafür bieten, daß die Organvermittlung nach den Vorschriften dieses Gesetzes erfolgt. Soweit sie Organe vermittelt, die außerhalb des Geltungsbereichs dieses Gesetzes entnommen werden, muß sie auch gewährleisten, daß die zum Schutz der Organempfänger erforderlichen Maßnahmen nach dem Stand der Erkenntnisse der medizinischen Wissenschaft durchgeführt werden. Es dürfen nur Organe vermittelt werden, die im Einklang mit den am Ort der Entnahme geltenden Rechtsvorschriften entnommen worden sind, soweit deren Anwendung nicht zu einem Ergebnis führt, das mit wesentlichen Grundsätzen des deutschen Rechts, insbesondere mit den Grundrechten, offensichtlich unvereinbar ist.

(2) Als Vermittlungsstelle kann auch eine geeignete Einrichtung beauftragt werden, die ihren Sitz außerhalb des Geltungsbereichs dieses Gesetzes hat und die Organe im Rahmen eines internationalen Organaustausches unter Anwendung der Vorschriften dieses Gesetzes für die Organvermittlung vermittelt. Dabei ist sicherzustellen, daß die Vorschriften der §§ 14 und 15 sinngemäß Anwendung finden; eine angemessene Datenschutzaufsicht muß gewährleistet sein.

(3) Die vermittlungspflichtigen Organe sind von der Vermittlungsstelle nach Regeln, die dem Stand der Erkenntnisse der medizinischen Wissen-

schaft entsprechen, insbesondere nach Erfolgsaussicht und Dringlichkeit für geeignete Patienten zu vermitteln. Die Wartelisten der Transplantationszentren sind dabei als eine einheitliche Warteliste zu behandeln. Die Vermittlungsentscheidung ist für jedes Organ unter Angabe der Gründe zu dokumentieren und unter Verwendung der Kenn-Nummer dem Transplantationszentrum und der Koordinierungsstelle zu übermitteln.

(4) Die Spitzenverbände der Krankenkassen gemeinsam, die Bundesärztekammer, die Deutsche Krankenhausgesellschaft oder die Bundesverbände der Krankenhausträger gemeinsam und die Vermittlungsstelle regeln durch Vertrag die Aufgaben der Vermittlungsstelle mit Wirkung für die Transplantationszentren. Der Vertrag regelt insbesondere

1. die Art der von den Transplantationszentren nach § 13 Abs. 3 Satz 3 zu meldenden Angaben über die Patienten sowie die Verarbeitung und Nutzung dieser Angaben durch die Vermittlungsstelle in einheitlichen Wartelisten für die jeweiligen Arten der durchzuführenden Organübertragungen,
2. die Erfassung der von der Koordinierungsstelle nach § 13 Abs. 1 Satz 4 gemeldeten Organe,
3. die Vermittlung der Organe nach den Vorschriften des Absatzes 3 sowie Verfahren zur Einhaltung der Vorschriften des Absatzes 1 Satz 3 und 4,
4. die Überprüfung von Vermittlungsentscheidungen in regelmäßigen Abständen durch eine von den Vertragspartnern bestimmte Prüfungskommission,
5. die Zusammenarbeit und den Erfahrungsaustausch mit der Koordinierungsstelle und den Transplantationszentren,
6. eine regelmäßige Berichterstattung der Vermittlungsstelle an die anderen Vertragspartner,
7. den Ersatz angemessener Aufwendungen der Vermittlungsstelle für die Erfüllung ihrer Aufgaben nach diesem Gesetz,
8. eine vertragliche Kündigungsmöglichkeit bei Vertragsverletzungen der Vermittlungsstelle.

(5) Der Vertrag nach den Absätzen 1 und 4 sowie seine Änderung bedarf der Genehmigung durch das Bundesministerium für Gesundheit und ist im Bundesanzeiger bekanntzumachen. Die Genehmigung ist zu erteilen, wenn der Vertrag oder seine Änderung den Vorschriften dieses Gesetzes und sonstigem Recht entspricht. Die Spitzenverbände der Krankenkassen gemeinsam, die Bundesärztekammer und die Deutsche Krankenhausgesellschaft oder die Bundesverbände der Krankenhausträger gemeinsam überwachen die Einhaltung der Vertragsbestimmungen.

(6) Kommt ein Vertrag nach den Absätzen 1 und 4 nicht innerhalb von zwei Jahren nach Inkrafttreten dieses Gesetzes zustande, bestimmt das Bundesministerium für Gesundheit durch Rechtsverordnung mit Zustimmung des Bundesrates die Vermittlungsstelle und ihre Aufgaben.

Fünfter Abschnitt
Meldungen, Datenschutz, Fristen, Richtlinien zum Stand der Erkenntnisse der medizinischen Wissenschaft

§ 13
Meldungen, Begleitpapiere

(1) Die Koordinierungsstelle verschlüsselt in einem mit den Transplantationszentren abgestimmten Verfahren die personenbezogenen Daten des Organspenders und bildet eine Kenn-Nummer, die ausschließlich der Koordinierungsstelle einen Rückschluß auf die Person des Organspenders ermöglicht. Die Kenn-Nummer ist in die Begleitpapiere für das entnommene Organ aufzunehmen. Die Begleitpapiere enthalten daneben alle für die Organübertragung erforderlichen medizinischen Angaben. Die Koordinierungsstelle meldet das Organ, die Kenn-Nummer und die für die Organvermittlung erforderlichen medizinischen Angaben an die Vermittlungsstelle und übermittelt nach Entscheidung der Vermittlungsstelle die Begleitpapiere an das Transplantationszentrum, in dem das Organ auf den Empfänger übertragen werden soll. Das Nähere wird im Vertrag nach § 11 Abs. 2 geregelt.

(2) Die Koordinierungsstelle darf Angaben aus den Begleitpapieren mit den personenbezogenen Daten des Organspenders zur weiteren Information über diesen nur gemeinsam verarbeiten und nutzen, insbesondere zusammenführen und an die Transplantationszentren weitergeben, in denen Organe des Spenders übertragen worden sind, soweit dies zur Abwehr einer zu befürchtenden gesundheitlichen Gefährdung der Organempfänger erforderlich ist.

(3) Der behandelnde Arzt hat Patienten, bei denen die Übertragung vermittlungspflichtiger Organe medizinisch angezeigt ist, mit deren schriftlicher Einwilligung unverzüglich an das Transplantationszentrum zu melden, in dem die Organübertragung vorgenommen werden soll. Die Meldung hat auch dann zu erfolgen, wenn eine Ersatztherapie durchgeführt wird. Die Transplantationszentren melden die für die Organvermittlung erforderlichen Angaben über die in die Wartelisten aufgenommenen Patienten nach deren schriftlicher Einwilligung an die Vermittlungsstelle. Der Patient ist vor der Einwilligung darüber zu unterrichten, an welche Stelle seine personenbezogenen Daten übermittelt werden. Duldet die Meldung nach Satz 1 oder 3 wegen der Gefahr des Todes oder einer schweren Gesundheitsschädigung des Patienten keinen Aufschub, kann sie auch ohne seine vorherige Einwilligung erfolgen; die Einwilligung ist unverzüglich nachträglich einzuholen.

§ 14
Datenschutz

(1) Ist die Koordinierungsstelle oder die Vermittlungsstelle eine nicht-öffentliche Stelle im Geltungsbereich dieses Gesetzes, gilt § 38 des Bundesdatenschutzgesetzes mit der Maßgabe, daß die Aufsichtsbehörde die Einhaltung der Vorschriften über den Datenschutz überwacht, auch wenn ihr hinreichende Anhaltspunkte für eine Verletzung dieser Vorschriften nicht vorliegen oder die Daten nicht in Dateien verarbeitet werden. Dies gilt auch für die Verarbeitung und Nutzung personenbezogener Daten durch Personen mit Ausnahme des Erklärenden, an die nach § 2 Abs. 4 Auskunft aus dem Organspenderegister erteilt oder an die die Auskunft weitergegeben worden ist.

(2) Die an der Erteilung oder Weitergabe der Auskunft nach § 2 Abs. 4 beteiligten Personen mit Ausnahme des Erklärenden, die an der Stellungnahme nach § 8 Abs. 3 Satz 2, die an der Mitteilung, Unterrichtung oder Übermittlung nach § 11 Abs. 4 sowie die an der Organentnahme, -vermittlung oder -übertragung beteiligten Personen dürfen personenbezogene Daten der Organspender und der Organempfänger nicht offenbaren. Dies gilt auch für personenbezogene Daten von Personen, die nach § 3 Abs. 3 Satz 1 über die beabsichtigte oder nach § 4 über eine in Frage kommende Organentnahme unterrichtet worden sind. Die im Rahmen dieses Gesetzes erhobenen personenbezogenen Daten dürfen für andere als in diesem Gesetz genannte Zwecke nicht verarbeitet oder genutzt werden. Sie dürfen für gerichtliche Verfahren verarbeitet und genutzt werden, deren Gegenstand die Verletzung des Offenbarungsverbots nach Satz 1 oder 2 ist.

§ 15
Aufbewahrungs- und Löschungsfristen

Die Aufzeichnungen über die Beteiligung nach § 4 Abs. 4, zur Feststellung der Untersuchungsergebnisse nach § 5 Abs. 2 Satz 3, zur Aufklärung nach § 8 Abs. 2 Satz 3 und zur gutachtlichen Stellungnahme nach § 8 Abs. 3 Satz 2 sowie die Dokumentationen der Organentnahme, -vermittlung und -übertragung sind mindestens zehn Jahre aufzubewahren. Die in Aufzeichnungen und Dokumentationen nach den Sätzen 1 und 2 enthaltenen personenbezogenen Daten sind spätestens bis zum Ablauf eines weiteren Jahres zu vernichten; soweit darin enthaltene personenbezogene Daten in Dateien gespeichert sind, sind diese innerhalb dieser Frist zu löschen.

§ 16
Richtlinien zum Stand der Erkenntnisse der medizinischen Wissenschaft

(1) Die Bundesärztekammer stellt den Stand der Erkenntnisse der medizinischen Wissenschaft in Richtlinien fest für
1. die Regeln zur Feststellung des Todes nach § 3 Abs. 1 Nr. 2 und die Verfahrensregeln zur Feststellung des endgültigen, nicht behebbaren Ausfalls der Gesamtfunktion des Großhirns, des Kleinhirns und des Hirnstamms nach § 3 Abs. 2 Nr. 2 einschließlich der dazu jeweils erforderlichen ärztlichen Qualifikation,
2. die Regeln zur Aufnahme in die Warteliste nach § 10 Abs. 2 Nr. 2 einschließlich der Dokumentation der Gründe für die Aufnahme oder die Ablehnung der Aufnahme,
3. die ärztliche Beurteilung nach § 11 Abs. 4 Satz 2,
4. die Anforderungen an die im Zusammenhang mit einer Organentnahme zum Schutz der Organempfänger erforderlichen Maßnahmen einschließlich ihrer Dokumentation, insbesondere an
    a) die Untersuchung des Organspenders, der entnommenen Organe und der Organempfänger, um die gesundheitlichen Risiken für die Organempfänger, insbesondere das Risiko der Übertragung von Krankheiten, so gering wie möglich zu halten,
    b) die Konservierung, Aufbereitung, Aufbewahrung und Beförderung der Organe, um diese in einer zur Übertragung oder zur weiteren Aufbereitung und Aufbewahrung vor einer Übertragung geeigneten Beschaffenheit zu erhalten,
5. die Regeln zur Organvermittlung nach § 12 Abs. 3 Satz 1 und
6. die Anforderungen an die im Zusammenhang mit einer Organentnahme und -übertragung erforderlichen Maßnahmen zur Qualitätssicherung.

Die Einhaltung des Standes der Erkenntnisse der medizinischen Wissenschaft wird vermutet, wenn die Richtlinien der Bundesärztekammer beachtet worden sind.

(2) Bei der Erarbeitung der Richtlinien nach Absatz 1 Satz 1 Nr. 1 und 5 sollen Ärzte, die weder an der Entnahme noch an der Übertragung von Organen beteiligt sind, noch Weisungen eines Arztes unterstehen, der an solchen Maßnahmen beteiligt ist, bei der Erarbeitung der Richtlinien nach Absatz 1 Satz 1 Nr. 2 und 5 Personen mit der Befähigung zum Richteramt und Personen aus dem Kreis der Patienten, bei der Erarbeitung von Richtlinien nach Absatz 1 Satz 1 Nr. 5 ferner Personen aus dem Kreis der Angehörigen von Organspendern nach § 3 oder § 4 angemessen vertreten sein.

Sechster Abschnitt
Verbotsvorschriften

§ 17
Verbot des Organhandels

(1) Es ist verboten, mit Organen, die einer Heilbehandlung zu dienen bestimmt sind, Handel zu treiben. Satz 1 gilt nicht für
1. die Gewährung oder Annahme eines angemessenen Entgelts für die zur Erreichung des Ziels der Heilbehandlung gebotenen Maßnahmen, insbesondere für die Entnahme, die Konservierung, die weitere Aufbereitung einschließlich der Maßnahmen zum Infektionsschutz, die Aufbewahrung und die Beförderung der Organe, sowie
2. Arzneimittel, die aus oder unter Verwendung von Organen hergestellt sind und den Vorschriften der Arzneimittelgesetzes über die Zulassung oder Registrierung unterliegen oder durch Rechtsverordnung von der Zulassung oder Registrierung freigestellt sind.

Ebenso ist verboten, Organe, die nach Absatz 1 Satz 1 Gegenstand verbotenen Handeltreibens sind, zu entnehmen, auf einen anderen Menschen zu übertragen oder sich übertragen zu lassen.

Siebter Abschnitt
Straf- und Bußgeldvorschriften

§ 18
Organhandel

(1) Wer entgegen § 17 Abs. 1 Satz 1 mit einem Organ Handel treibt oder entgegen § 17 Abs. 2 ein Organ entnimmt, überträgt oder sich übertragen läßt, wird mit Freiheitsstrafe bis zu fünf Jahren oder mit Geldstrafe bestraft.

(2) Handelt der Täter in den Fällen des Absatzes 1 gewerbsmäßig, ist die Strafe Freiheitsstrafe von einem Jahr bis zu fünf Jahren.

(3) Der Versuch ist strafbar.

(4) Das Gericht kann bei Organspendern, deren Organe Gegenstand verbotenen Handeltreibens waren, und bei Organempfängern von einer Bestrafung nach Absatz 1 absehen oder die Strafe nach seinem Ermessen mildern (§ 49 Abs. 2 des Strafgesetzbuchs).

§ 19
Weitere Strafvorschriften

(1) Wer entgegen § 3 Abs. 1 oder 2 oder § 4 Abs. 1 Satz 2 ein Organ entnimmt, wird mit Freiheitsstrafe bis zu drei Jahren oder mit Geldstrafe bestraft.

(2) Wer entgegen § 8 Abs. 1 Satz 1 Nr. 1 Buchstabe a, b, Nr. 4 oder Satz 2 ein Organ entnimmt, wird mit Freiheitsstrafe bis zu fünf Jahren oder mit Geldstrafe bestraft.

(3) Wer entgegen § 2 Abs. 4 Satz 1 oder 3 eine Auskunft erteilt oder weitergibt oder entgegen § 13 Abs. 2 Angaben verarbeitet oder nutzt oder entgegen § 14 Abs. 2 Satz 1 bis 3 personenbezogene Daten offenbart, verarbeitet oder nutzt, wird, wenn die Tat nicht nach § 203 des Strafgesetzbuchs mit Strafe bedroht ist, mit Freiheitsstrafe bis zu einem Jahr oder mit Geldstrafe bestraft.

(4) In den Fällen der Absätze 1 und 2 ist der Versuch strafbar.

(5) Handelt der Täter in den Fällen des Absatzes 1 fahrlässig, ist die Strafe Freiheitsstrafe bis zu einem Jahr oder Geldstrafe.

§ 20
Bußgeldvorschriften

(1) Ordnungswidrig handelt, wer vorsätzlich oder fahrlässig
1. entgegen § 5 Abs. 2 Satz 3 die Feststellung der Untersuchungsergebnisse oder ihren Zeitpunkt nicht, nicht richtig, nicht vollständig oder nicht in der vorgeschriebenen Weise aufzeichnet oder nicht unterschreibt,
2. entgegen § 9 ein Organ überträgt,
3. entgegen § 10 Abs. 2 Nr. 4, auch in Verbindung mit Abs. 3, die Organübertragung nicht oder nicht in der vorgeschriebenen Weise dokumentiert oder
4. entgegen § 15 Satz 1 eine dort genannte Unterlage nicht oder nicht mindestens zehn Jahre aufbewahrt.

(2) Die Ordnungswidrigkeit kann in den Fällen des Absatzes 1 Nr. 1 bis 3 mit einer Geldbuße bis zu fünfzigtausend Deutsche Mark, in den Fällen des Absatzes 1 Nr. 4 mit einer Geldbuße bis zu fünftausend Deutsche Mark geahndet werden.

Achter Abschnitt
Schlußvorschriften

§ 21
Änderung des Arzneimittelgesetzes

Das Arzneimittelgesetz in der Fassung der Bekanntmachung vom 19. Oktober 1994 (BGBl. I S. 3018), geändert durch das Gesetz vom 20. Dezember 1996 (BGBl. I S. 2084), wird wie folgt geändert:
1. In § 2 Abs. 3 wird nach Nummer 7 der Punkt am Ende des Satzes durch ein Komma ersetzt und folgende Nummer 8 angefügt:
   „8. die in § 9 Satz 1 des Transplantationsgesetzes genannten Organe und Augenhornhäute, wenn sie zur Übertragung auf andere Menschen bestimmt sind."
2. § 80 wird wie folgt geändert:
   a) In Satz 1 wird nach Nummer 3 der Punkt am Ende des Satzes durch ein Komma ersetzt und folgende Nummer 4 angefügt:
      „4. menschliche Organe, Organteile und Gewebe, die unter der fachlichen Verantwortung eines Arztes zum Zwecke der Übertragung auf andere Menschen entnommen werden, wenn diese Menschen unter der fachlichen Verantwortung dieses Arztes behandelt werden."
   b) Nach Satz 2 wird folgender Satz angefügt:
      „Satz 1 Nr. 4 gilt nicht für Blutzubereitungen."

§ 22
Änderung des Fünften Buches Sozialgesetzbuch

§ 115a Abs. 2 des Fünften Buches Sozialgesetzbuch – Gesetzliche Krankenversicherung – (Artikel 1 des Gesetzes vom 20. Dezember 1988, BGBl. I S. 2477), das zuletzt durch Artikel 2 des Gesetzes vom 23. Juni 1997 (BGBl. I S. 1520) geändert worden ist, wird wie folgt gefaßt:
„(2) Die vorstationäre Behandlung ist auf längstens drei Behandlungstage innerhalb von fünf Tagen vor Beginn der stationären Behandlung begrenzt. Die nachstationäre Behandlung darf sieben Behandlungstage innerhalb von 14 Tagen, bei Organübertragungen nach § 9 des Transplantationsgesetzes drei Monate nach Beendigung der stationären Krankenhausbehandlung nicht überschreiten. Die Frist von 14 Tagen oder drei Monaten kann in medizinisch begründeten Einzelfällen im Einvernehmen mit dem einweisenden Arzt verlängert werden. Kontrolluntersuchungen bei Organübertragungen nach § 9 des Transplantationsgesetzes dürfen vom Krankenhaus auch nach Beendigung der nachstationären Behandlung

fortgeführt werden, um die weitere Krankenbehandlung oder Maßnahmen der Qualitätssicherung wissenschaftlich zu begleiten oder zu unterstützen. Eine notwendige ärztliche Behandlung außerhalb des Krankenhauses während der vor- und nachstationären Behandlung wird im Rahmen des Sicherstellungsauftrags durch die an der vertragsärztlichen Versorgung teilnehmenden Ärzte gewährleistet. Das Krankenhaus hat den einweisenden Arzt über die vor- oder nachstationäre Behandlung sowie diesen und die an der weiteren Krankenbehandlung jeweils beteiligten Ärzte über die Kontrolluntersuchungen und deren Ergebnis unverzüglich zu unterrichten. Die Sätze 2 bis 6 gelten für die Nachbetreuung von Organspendern nach § 8 Abs. 3 Satz 1 des Transplantationsgesetzes entsprechend."

§ 23
Änderung des Siebten Buches Sozialgesetzbuch

§ 2 Abs. 1 Nr. 13 Buchstabe b des Siebten Buches Sozialgesetzbuch – Gesetzliche Unfallversicherung – (Artikel 1 des Gesetzes vom 7. August 1996, BGBl. I S. 1254), das zuletzt durch Artikel 3 des Gesetzes vom 29. April 1997 (BGBl. I S. 968) geändert worden ist, wird wie folgt gefaßt:
„b) Blut oder körpereigene Organe, Organteile oder Gewebe spenden,".

§ 24
Änderung des Strafgesetzbuchs

§ 5 des Strafgesetzbuchs in der Fassung der Bekanntmachung vom 10. März 1987 (BGBl. I S. 945, 1160), das zuletzt durch Artikel 1 des Gesetzes vom 13. August 1997 (BGBl. I S. 2038) geändert worden ist, wird wie folgt geändert:
1. In Nummer 14 wird der Punkt durch ein Semikolon ersetzt.
2. Nach Nummer 14 wird folgende Nummer 15 angefügt:
„15. Organhandel (§ 18 des Transplantationsgesetzes), wenn der Täter zur Zeit der Tat Deutscher ist."

§ 25
Übergangsregelungen

(1) Bei Inkrafttreten dieses Gesetzes bestehende Verträge über Regelungsgegenstände nach § 11 gelten weiter, bis sie durch Vertrag nach § 11 Abs. 1 und 2 abgelöst oder durch Rechtsverordnung nach § 11 Abs. 6 ersetzt werden.

(2) Bei Inkrafttreten dieses Gesetzes bestehende Verträge über Regelungsgegenstände nach § 12 gelten weiter, bis sie durch Vertrag nach § 12 Abs. 1 und 4 abgelöst oder durch Rechtsverordnung nach § 12 Abs. 6 ersetzt werden.

§ 26
Inkrafttreten, Außerkrafttreten

(1) Dieses Gesetz tritt am 1. Dezember 1997 in Kraft, soweit in Satz 2 nichts Abweichendes bestimmt ist. § 8 Abs. 3 Satz 2 und 3 tritt am 1. November 1999 in Kraft.

(2) Am 1. Dezember 1997 treten außer Kraft:
1. die Verordnung über die Durchführung von Organtransplantationen vom 4. Juli 1975 (GBl. I Nr. 32 S. 597), geändert durch Verordnung vom 5. August 1987 (GBl. I Nr. 19 S. 199),
2. die Erste Durchführungsbestimmung zur Verordnung über die Durchführung von Organtransplantationen vom 29. März 1977 (GBl. I Nr. 13 S. 141).

Das vorstehende Gesetz wird hiermit ausgefertigt und wird im Bundesanzeiger verkündet.

............, den 1997

Der Bundespräsident

Der Bundeskanzler

Der Bundesminister für Gesundheit

Der Bundesminister der Justiz

Der Bundesminister
für Arbeit und Sozialordnung

Literatur

Abrahamian, H.A.; Allison, T.; Goff, W.R.; Rosner, B.S. (1963): Effects of thiopental on human cerebral evoked responses. Anaesthesiology 24: 650–657.

Ad hoc Committee of the Harvard Medical School to examine the definition of brain death (1968): A definition of irreversible coma. JAMA 205: 337–340.

Albers, B.; Bray, D.; Lewis, J.; Raff, M.; Roberts, K.; Watson, J.C. (1990): Molekularbiologie der Zelle, Weinheim u. a. 2. Auflage.

Andrews, K.; zitiert bei Dyer, C. (1997): Hillsborough survivor emerges from permanent vegetative state. BMJ 314: 996.

Angstwurm, H. (1993): Das Absterben des gesamten Gehirns während der Intensivbehandlung. Zeitschrift für medizinische Ethik 39: 186–190.

Angstwurm, H. (1990): Hirntod und Möglichkeiten der postmortalen Organspende. In: Stöhr, M.; Brandt, T.; Einhäupl, K.M. (Hg.), Neurologische Syndrome in der Intensivmedizin. Stuttgart u. a., S. 113–120.

Angstwurm, H. (1995): Der vollständige und endgültige Hirnausfall (Hirntod) als sicheres Todeszeichen des Menschen. In: Hoff, J.; in der Schmitten, J. (Hg.), Wann ist der Mensch tot? Reinbek bei Hamburg, S. 41–50.

Apel (1974): Das Leibapriori der Erkenntnis. Eine erkenntnisanthropologische Betrachtung im Anschluß an Leibnizens Monadenlehre. In: Gadamer, H.G.; Vogler, P. (Hg.), Neue Anthropologie VII/2, Philosophische Anthropologie, Stuttgart, S. 264–288.

Aristoteles, Politea I3, 1253a7–18.

Behr, R.; Schlake, H.-P.; Roosen, K.; Schober, O. (1993): Stellenwert apparativer Untersuchungen bei der Hirntoddiagnostik. Med. Welt 44: 501–509.

Beller, F.K.; Reeve, J. (1989): Brain life and brain death. The anencephalic as an explanatory example. A contribution to transplantation. J. Med. Philosoph. 14: 5–23.

Literatur

Beller, F.K.; Czaia, K. (1988): Hirnleben und Hirntod – erklärt am Beispiel des anenzephalen Feten. Medizinische Materialien 17, Zentrum für medizinische Ethik, Bochum.

Bengt, A. (1997): Die Organtransplantationsdebatte in Schweden. Zeitschrift für medizinische Ethik 43: 51–58.

Bernstein, I.M.; Watson, M.; Simmons, G.M.; Catalano, P.M.; Davis, G.; Collins, R. (1989): Maternal brain death and prolonged fetal survival. Obstet. Gynecol. 74: 434–437.

Bieri, P. (1992): Was macht das Bewußtsein zu einem Rätsel? In: Spektrum der Wissenschaft, Okt., S. 48–56.

Birnbacher, D.; Angstwurm, H.; Eigler, F.W.; Wuermeling, H.-B. (1993): Der vollständige und endgültige Ausfall der Hirntätigkeit als Todeszeichen des Menschen. Anthropologischer Hintergrund. Dt. Ärztebl. 90: 2170–2173.

Birnbacher, D. (1995): Einige Gründe, das Hirntod-Kriterium zu akzeptieren. In: Hoff, J.; in der Schmitten, J. (Hg.), Wann ist der Mensch tot? Reinbek bei Hamburg, S. 28–40.

Bockamp, C. (1991): Transplantationen von Embryonalgewebe, Frankfurt a. M. u. a., 2. Auflage.

Bockenheimer-Lucius, G.; Seidler, E. (1993): Hirntod und Schwangerschaft. Stuttgart.

Boethius, A.M.S. (1988): Contra Eutychen et Nestorium c.III. In: ders., Die Theologischen Traktate, Hamburg.

Brandt, T.; Dieterich, M. (1990): Syndrome mit Störungen der Okulomotorik. In: Stöhr M.; Brandt, T.; Einhäupl, K.M. (Hg.), Neurologische Syndrome in der Intensivmedizin. Stuttgart u. a., S. 144–175.

Brenner, G. (1983): Arzt und Recht.

Brierley, J.B.; Meldrum, B.S.; Brown, A.W. (1973). The treshold and neuro-pathology of cerebral »anoxic-ischemic« cell damage. Arch. Neurol. 29: 367–374.

Brody, B.A. (1989). Der vegetabile Patient und die Ethik in der Medizin. In: Sass, H.M. (Hg.), Medizin und Ethik, S. 296–310.

Brüntrup, G. (1996): Das Leib-Seele-Problem: Eine Einführung. Stuttgart u. a.

Buchner, H.; Schuchardt, V. (1990): Reliability of electroencephologram in the diagnosis of brain death. Eur. Neurol. 30: 138–141.

Buchner, H.; Schuchardt, V.; Ferbert, A.; Willmes, K. (1988): Elektrophysiologische Methoden in der Diagnose des dissoziierten Hirntods. Teil II: Wert und Problematik des EEGs. Intensivmed. 25: 141–146.

Buedingen, H.J.; von Reutern, G.M. (1979): Atraumatische Vorfelddiagnostik des Hirntods mit der Dopplersonographie. Dtsch. Med. Wschr. 104: 1347–1351.

Bunnen, Y. v.; Delcour, C.; Wery, D.; Richoz, B.; Struyven, J. (1989): Intravenous digital subtraction angiography. A criterion of brain death. Ann. Radiol. (Paris) 32: 279–28.

Conci, F.; Procaccio, F.; Arosio, M. (1986): Viscero-somatic and viscero-visceral reflexes in brain death. J. Neurol. Neurosurg, Psychiatry 49: 695–698.

Creutzfeldt, O.D. (1993): Cortex Cerebri. Performance, structural and functional organization of the cortex. Göttingen.

Culver, C.M.; Gert, B. (1982): Philosophy in medicine. Conceptual and ethical issues in medicine and psychiatry. New York/Oxford.

Deliyannakis, E.; Ionnou, F.; Davaroukas, A. (1975): Brain stem death with persistence of bioelectric activity of the cerebral hemispheres. Clin. Electroencephal. 6: 75–79.

Descartes (1960): Von der Methode, Hamburg.

Diaz, J.M. (1993): The anencephalic organ donor: A challenge to existing moral and statutory laws. Crit. Care Med. 21: 1781–1786.

Downman, C.B.B.; McSwiney, B.A. (1946): Reflexes elicited by visceral stimulation in the acute spinal animal. J. Physiol. 105: 80–94.

Eccles, J.C. (1984): Das Gehirn des Menschen, München, 5. Auflage.

Eccles, J.C.; Popper, K.R. (1982): Das Ich und sein Gehirn. München/Zürich.

Eibach, U. (1988): Sterbehilfe – Tötung auf Verlangen? Wuppertal.

Einhäupl, K.M.; Haberl, R. (1990): Neurologische Defekt-Syndrome (Pseudo-komatöse Zustandsbilder). In: Stöhr M.; Brandt, T.; Einhäupl, K.M. (Hg.), Neurologische Syndrome in der Intensivmedizin. Stuttgart u. a., S. 105–112.

Engelhardt jr., H.T. (1986): Foundations of Bioethics, New York-Oxford, S. 104–127.

European Liver Transplant Registry 05/1968–06/1994.

Fassbinder, W.; Schott, H.; Schoeppe, W.; Roosen, K.; Klein, M.; Schreiber, H.-L.; Niemann, U.; Viehues, H. (1989): Ethik und Organtransplantation. Beiträge zu einer aktuellen Diskussion. Sonderdruck des Arbeitskreises Organspende, Neu-Isenburg.

Fletcher, J. (Nov. 1972): Indicators of humanhood: A tentative profile of man. In: Hasting Center Report 2.

Forster, B. (Hg.) (1986): Praxis der Rechtsmedizin für Mediziner und Juristen. Stuttgart, S. 5–31.

Fotiou, F.; Tsitsopoulos, P.; Sitzoglou, K.; Fekas, G.; Tavridis, G. (1987): Evaluation of the somatosensory evoked potentials in brain death. Electromyogr. Clin. Neurophysiol. 27: 55–60.

Frank, W. (1990): Kurzlehrbuch der Neurologie. Stuttgart, 5. Auflage.

Frank, W. (1992): Psychiatrie. Kurzlehrbuch mit Hervorhebung der Prüfungsfakten. Stuttgart, 10. Auflage.

Frick, H.; Leonhardt, H.; Starck, D. unter Mitwirkung von Kühnel, W.; Putz, R. (1992a): Allgemeine Anatomie, Spezielle Anatomie I. Extremitäten-Rumpfwand-Kopf-Hals, Stuttgart, S. 100–161, 4. Auflage.

Frick, H.; Leonhardt, H.; Starck, D. unter Mitwirkung von Kühnel, W.; Putz, R. (1992b): Spezielle Anatomie II, Eingeweide-Nervensystem-Systematik der Muskeln und Leitungsbahnen. Stuttgart, S. 250–378, 4. Auflage.

Frowein, R.A.; Gänshirt, H.; Hamel, E.; Haupt, W.F.; Firsching, R. (1987): Hirntod-Diagnostik bei primär-infratentorieller Hirnschädigung. Nervenarzt 58: 165–170.

George, S. (1991): Establishing brain death: The potential role of nuclear medicine for the search of a reliable confirmatory test (Editorial). Eur. J. Nucl. Med. 18: 75–77.

Giesen, D. (1988): International Medical Malpractice Law, Tübingen.

Goller, H. (1992): Emotionspsychologie und Leib-Seele-Problem. Münchener philosophische Studien, N.F., Bd. 8. Stuttgart u. a., Kap. V.

Gramm, H-J.; Zimmermann, J.; Meinhold, H.; Dennhardt, R.; Voigt, K. (1992): Hemodynamic responses to noxious stimuli on brain-dead organ donors. Intensive Care Medicine 18: 493–495.

Grewel, H. (1994): Gesellschaftliche und ethische Implikationen der Hirntodkonzeption. In: Hoff, J.; in der Schmitten, J. (Hg.), Wann ist der Mensch tot? Reinbek bei Hamburg, S. 332–349.

Haeffner, G. (1994a): Aufgrund wovon kommt einem Menschen die Würde einer Person zu? In: Ehlen, P. (Hg.), Der Mensch und seine Frage nach dem Absoluten. München.

Haeffner, G. (1994b): Die Einheit des Menschen: Person und Natur. In Honnefelder, L. (Hg.): Die Einheit des Menschen. Zur Grundfrage der philosophischen Anthropologie. Paderborn u. a., S. 25–40.

Haeffner, G. (1996): Hirntod und Organtransplantation. Anthropologisch-ethische Überlegungen. Stimmen der Zeit 214: 807–817.

Harris, J. (1996): Der Wert des Lebens. Eine Einführung in die medizinische Ethik.

Hassler, W.; Steinmetz, H.; Pirschel, J. (1989): Transcranial Doppler study of intracranial circulatory arrest. J. Neurosurg. 71: 195–201.

Haupt, J.C. (1994): Hirntod – Organspende. Pflegezeitschrift 47: 401–404.

Haupt, W.F. (1987): Multimodale evozierte Potentiale und Hirntod. Nervenarzt 58: 653–657.

Haupt, W.F.; Schober, O.; Angstwurm, H.; Kunze, K. (1993): Die Feststellung des Todes durch den irreversiblen Ausfall des gesamten Gehirns – (»Hirntod«). Wertigkeit technischer Methoden zur Bestätigung der klinischen Zeichen. Dt. Ärztebl. 90: 2222–2225.

Hirsch, H.; Euler, K.H.; Schneider, M. (1957): Über die Erholung und Wiederbelebung des Gehirns nach Ischämie bei Normothermie. Pflügers Arch. 265: 281–313.

Hirsch, H.; Scholl, H.; Dickmanns, H.A.; Eisolt, J.; Mann, H.; Krankenhagen, B. (1968): Über die corticale Gleichspannung nach überschreitung der Wiederbelebungszeit des Gehirns. Pflügers Arch. 301: 351–357.

Hirsch, H.; Kubicki, S.; Kugler, J.; Penin, H. (1970): Empfehlungen der Deutschen EEG-Gesellschaft zur Bestimmung des Hirntods. EEG–EMG 1: 53–54.

Hoff, J.; in der Schmitten, J. (1995): Kritik der Hirntod-Konzeption. Plädoyer für ein menschenwürdiges Todeskriterium. In: ders. (Hg.), Wann ist der Mensch tot? Organverpflanzung und »Hirntod« Kriterium. Reinbek bei Hamburg, S. 153–254.

Höfling, W. (1995): Organtransplantation und Verfassungsrecht. In: Hoff, J.; in der Schmitten, J. (Hg.), Wann ist der Mensch tot? Reinbek bei Hamburg, S. 449–457.

Hoffenberg, R.; Lock, M.; Tilney, N.; Casabona, C.; Daar, A.S.; Guttmann, R.D.; Kennedy, I.; Nundy, S.; Radcliffe-Richards, J.; Sells, R.A. for the International Forum for Transplant Ethics (1997): Should organs from the patients in permanent vegetative state be used for transplantation? The Lancet 350: 1320–1321.

Hofmann, H. (1990): Die Pflicht des Staates zum Schutz des menschlichen Lebens. In: Schlüchter, E.; Laubenthal, K. (Hg.), Recht und Kriminalität – Festschrift für Wilhelm Friedrich Krause.

Honnefelder, L. (1993): Der Streit um die Person in der Ethik. In: Philosophisches Jahrbuch 100: 246–265.

Hosenpud, J.D.; Novick, R.J.; Breen, T.J.; Daily, O.P. (1994): The registry of the international society for heart and lung transplantation: Eleventh Official Report.

Howlett, T.A.; Keogh, A.M.; Perry, L.; Touzel, R.; Rees, L.H. (1989): Anterior and posterior pituitary function in brain-stem dead donors. Transplantation 47: 828–834.

Huber, W. (1995): Organtransplantation, Hirntod und Menschenbild. In: Hoff, J.; in der Schmitten, J. (Hg.), Wann ist der Mensch tot? Reinbek bei Hamburg.

Imberti, R.; Filliseti, P.; Preseglio, I.; Mapelli, A. (1990): Confirmation of brain death utilizing thyrotropin-releasing hormone stimulation test. Neurosurg. 27: 167.

Ingvar, D.H. (1971): Brain death. Total brain infarction. Acta Anaesth. Scand. 45: 129–140.

Ivan, L.P. (1973): Spinal reflexes in cerebral death. Neurology 23: 650–652.

Jonas, H., Brief an Bernd Würmeling. In: Hoff, J.; in der Schmitten, J. (Hg.), Wann ist der Mensch tot? Organverpflanzung und »Hirntod« Kriterium. Reinbek bei Hamburg 1995, S. 21–27.

Jonas, H. (1985): Gehirntod und menschliche Organbank: Zur pragmatischen Umdefinierung des Todes. In: Jonas, H., Technik, Medizin und Ethik. Zur Praxis des Prinzips Verantwortung. Frankfurt, S. 219–241.

Jörgensen, E.O. (1973): Spinal man after brain death. Acta Neurochirurgica 28: 259–273.

Kant, I.: Metaphysik der Sitten AA VI.

Kant, I.: Grundlegung zur Metaphysik der Sitten AA IV.

Kant, I. (1980): Anthropologie in pragmatischer Hinsicht, Werkausgabe Bd. XII, hg. von W. Weischedel, Frankfurt am Main.

Kohlhaas, M. (1967): Rechtsfragen zur Transplantation von Körperorganen. NJW 20: 1489–1496.

Komission für Reanimation und Organtransplantation der Deutschen Gesellschaft für Chirurgie (1968): Todeszeichen und Todeszeitbestimmung. Der Chirurg 39: 196–197.

Körner, U. (1995): Hirntod und Organtransplantation. Fragen zum menschlichen Leben und zum menschlichen Tod. Dortmund, 2. Auflage.

Krämer, W. (1989): Die Krankheit des Gesundheitswesens. Die Fortschrittsfalle der modernen Medizin. Frankfurt.

Kroiß, H.; Stöhr, M. (1990): Einklemmungs-Syndrome. In: Stöhr, M.; Brandt, T.; Einhäupl, K.M. (Hg.), Neurologische Syndrome in der Intensivmedizin. Stuttgart u. a., S. 54–62.

Kurthen, M.; Linke, D.B. (1995): Vom Hirntod zum Teilhirntod. In: Hoff, J.; in der Schmitten, J. (Hg.), Wann ist der Mensch tot? Organverpflanzung und »Hirntod« Kriterium. Reinbek bei Hamburg, S. 82–94.

Kurthen, M.; Linke, D.B.; Moskopp, D. (1989a): Teilhirntod und Ethik. Ethik in der Medizin 1: 134–142.

Kurthen, M.; Linke, D.B.; Reuter, B.M. (1989b): Hirntod, Großhirntod oder personaler Tod. Med Klinik 84: 483–487.

Kuwagata, Y.; Sugimoto, H.; Yoshioka, T.; Sugimoto, T. (1991): Hemodynamic response with passive neck flexion in brain death. Neurosurgery 29: 239–241.

Laufs, A. (1992): Fortpflanzungsmedizin und Arztrecht. Berlin.

Laurin, N.R.; Driedger, A.A.; Hurwitz, G.A.; Mattar, A.G.; Powe, J.E.; Chamberlain, M.J.; Zabel, P.L.; Pawloski, W.F. (1989): Cerebral perfusion imaging with Technetium-99m-HM-PAO in brain death and severe nervous system injury. J. Nucl. Med. 30: 1627–1635.

Linke, D.B. (1988): Der Tod und die Medizin. Die Infragestellung menschlicher Personalität. In: Neue Ordnung, Bd. 42, N. 3, S. 172–186.

Linke, D.B. (1993): Hirnverpflanzung. Die erste Unsterblichkeit auf Erden. Reinbek bei Hamburg.

Locke, J. (1975): An Essay concerning human understanding, III 11,15. Ed. by P. H. Nidditch, Oxford [Übers. Locke, J, Versuch über den menschlichen Verstand, 2 Bde., Hamburg, 4. Auflage].

Metzinger, T. (Hg.) (1996): Bewußtsein. Beiträge aus der Gegenwartsphilosophie. Paderborn u. a., 3. Auflage.

Ministère des Affaires Sociales. Circulaire No. 67 du 24 avril 1968 relative à l'application du décret n° 47–2057 du 20 octobre 1947 relatif aux autopsies et prélèvements. Journal Officiel de la République Française 1968; S.P./18, 12.262: 1–3.

Mollarét, P.; Goulon, M. (1959): Le coma dépassé. Rev. Neurol. 101: 3–15.

Müller, D.L.; Amundson, G.M.; Wesenberg, R.L.; Cochrane, D.D.; Darwish, H.Z.; Haslam, R.H. (1986): The application of i. v. digital subtraction angiography to cranial disease in children. Amer. J. Neuroradiol. 7: 669–674.

Multi-Society Task Force on PVS (1994): Medical aspects of the persistent vegetative state. N. Engl. J. Med. 330: 1499–1508 (Teil 1) und 1572–1579 (Teil 2).

Nau, R.; Prange, H.W.; Klingelhöfer, J.; Kukowski, B.; Sander, D.; Tschorsch, R.; Rittmeyer, K. (1992): Results of four technical investigations in fifty clinically brain dead patients. Intensive Care Med. 18: 82–88.

Oduncu, F. (1997): Hirntod – Tod des Menschen? Stimmen der Zeit 215: 678–690.

Opelz, G.; Wujciak, T. (1995): Cadaveric kidneys should be allocated according to the HLA match. Transplantation Proceedings 27: 93–99.

Organspende rettet Leben! Arbeitskreis Organspende, Neu-Isenburg 1995.

Organspende und Organtransplantation. Eine Informationseinheit. In: Arbeitskreis Organspende (Hg.), Neu-Isenburg 1996.

Organtransplantationen. Erklärung der Deutschen Bischofskonferenz und des Rates der Evangelischen Kirche in Deutschland, Hannover 1990.

Parfit, D. (1984): Reasons and Persons. Oxford.

Parisi, J.E.; Kim, R.C.; Collins, G.H.; Hilfinger, M.F. (1982): Brain death with prolonged somatic survival. New Engl. J. Med. 306: 14–16.

Peabody et al. (1989): Experience with anencephalic infants as prospective organ donors. New Engl. J. Med. 321: 344–350.

Petty, G.W.; Mohr, J.P.; Pedley, T.A.; Tatemichi, T.K.; Lennihan, L.; Duterte, D.I.; Sacco, R.L. (1990): The role of transcranial Doppler in confirming brain death. Neurology 40: 300–303.

Pfadenhauer, K. (1991): Ultraschalldiagnostik. In: Stöhr, M.; Riffel, B.; Pfadenhauer, K. (Hg.), Neurophysiologische Untersuchungsmethoden in der Intensivmedizin. Berlin, Heidelberg u. a., S. 69–88.

Pieroth, B.; Schlink, B. (1994): Grundrechte, 10. Auflage.

Plum, F.; Posner, J.B. (1982): The diagnosis of stupor and coma, 3rd ed. Philadelphia.

Pohlmann-Eden, B. (1991): Zur Problematik der Hirntod-Diagnose. Dtsch. Med. Wschr. 116: 1523–1530.

Pollack, M.A.; Kellaway, P. (1978): Cortical death with preservation of brain stem function: Correlation of clinical, electrophysiologic, and CT scan findings in 3 infants and 2 adults with prolonged survival. Trans. Am. Neurol. Ass. 103: 36–38.

Popper, K.R.; Eccles, J.C. (1991): Das Ich und sein Gehirn. (überarbeitung der engl. Ausgabe von 1977), München, 10. Auflage.

Powers, A.D.; Graeber, M.C.; Smith, R.R. (1989): Transcranial Doppler ultrasonography in the determination of brain death. Neurosurg. 24: 884–889.

Quine, W.V.O. (1980): Wort und Gegenstand (1960). Stuttgart.

Reid, R.H.; Gulenchyn, K.Y.; Ballinger, J.R. (1989): Clinical use of technetium-99m HMPAO for determination of brain death. N. Nucl. Med. 30: 1621–1626.

Reutern, G.M. v. (1991): Zerebraler Zirkulationsstillstand. Diagnostik mit der Dopplersonographie. DÄB 88: 2844–2848.

Riffel, B.; Sommer-Edlinger, B.; Kroiß, H. (1991): Frühe akustisch evozierte Potentiale (FAEP). In: Stöhr, M.; Riffel, B.; Pfadenhauer, K. (Hg.), Neurophysiologische Untersuchungsmethoden in der Intensivmedizin. Berlin, Heidelberg u. a., S. 89–128.

Rodin, E.; Tahir, S.; Austin, D.; Andaya, L. (1985): Brainstem death. Clin. Electroencephal. 16: 63–71.

Ropper, A.H. (1984): Unusual spontaneous movements in brain-dead patients. Neurology 34: 1089–1092.

Sadler, A.M.; Sadler, B.L.; Stason, E.B. (1968): The uniform anatomical gift act. JAMA 206: 2501–2506.

Schlake, H.-P.; Roosen, K. (1995): Der Hirntod als der Tod des Menschen, Deutsche Stiftung Organtransplantation. Neu-Isenburg.

Schlake, H.P.; Böttger, I.G.; Grotemeyer, K.-H.; Husstedt, I.W.; Braundau, W.; Schober, O. (1992): Determination of cerebral perfusion by means of planar brain scintigraphy and ^{99m}Tc-HMPAO in brain death, peristent vegetative state and severe coma. Intensiv Care Medicine 18: 76–81.

Schreiber, H.-L. (1995): Bewertung des Hirntods sowie der engen und erweiterten Zustimmungslösung in einem Transplantationsgesetz. In: Hoff, J.; in der Schmitten, J. (Hg.), Wann ist der Mensch tot? Reinbek bei Hamburg, S. 424–433.

Schreiber, H.L.; Wolfslast, G. (1985): Rechtsfragen der Transplantation. In: Dietrich E. (Hg.), Organspende, Organtransplantation. Percha, S. 33–63.
Schwarz, G. (1990): Dissoziierter Hirntod: Computergestützte Verfahren in Diagnostik und Dokumentation.
Singer, P. (1984): Praktische Ethik. Stuttgart.
Smit, H.; Schoeppe, W. (1995): Organspende und Transplantation in Deutschland. Deutsche Stiftung Organtransplantation. Neu-Isenburg.
Söling, C. (1995): Das Gehirn-Seele-Problem. Neurobiologische und theologische Anthropologie. Paderborn u. a.
Specht, R. (1989): John Locke. München.
Stevens, C.F. (1980): Die Nervenzelle. In: Gehirn und Nervensystem. Heidelberg (Spektrum der Wissenschaft).
Stöhr, M. (1990): Bewußtseinsstörungen. Einteilung, Sofortmaßnahmen und Pathophysiologie. In: Stöhr, M.; Brandt, T.; Einhäupl, K.M. (Hg.), Neurologische Syndrome in der Intensivmedizin. Stuttgart u. a., S. 3–11.
Stöhr, M.; Riffel, B.; Trost, E.; Ullrich, A. (1987): Short-latency somatosensory evoked potentials in brain death. J. Neurol. 234: 211–214.
Stöhr, M.; Sommer-Edlinger, B.; Kroiß, H.; Pfadenhauer, K. (1991): Neurophysiologische Methoden in der Hirntoddiagnostik. In: Stöhr, M.; Riffel, B.; Pfadenhauer, K. (Hg.), Neurophysiologische Untersuchungsmethoden in der Intensivmedizin. Berlin, u. a., S. 219–270.
Stöhr, M.; Schumm, F.; Lehmann-Horn, F., Lähmungen. In: Stöhr M.; Brandt, T.; Einhäupl, K.M. (Hg.) (1990): Neurologische Syndrome in der Intensivmedizin. Stuttgart u. a., S. 176–207.
Strawson, P. (1972): Einzeldinge und logisches Subjekt (1959). Stuttgart, S. 110–149.
Süddeutsche Zeitung vom 2.6.1997.
Sutton, L.N.; Freman, T.; Marsh, R.; Jaggi, J. (1982): The effects of deep barbiturate coma on multimodality evoked potentials. J. Neurosurg. 57: 278–285.
Syniawa, M. (1984): Hirntod und Körpertemperatur. Inaugural Dissertation, Ludwig-Maximilians-Universität, München.
Thomas von Aquin, Summa Theologiae, I, 29.
Thompson, R.F. (1996): Das Gehirn: Von der Nervenzelle zur Verhaltenssteuerung, Sonderausgabe Köln, 2. Auflage.
Turmel, A.; Roux, A.; Bojanowski, M.W. (1991): Spinal man after declaration of brain death. Neurosurgery 28: 298–302.
Veatch, R.M. (1975): The whole-brain-oriented concept of death: An outmoded philosophical formulation. J. Thanatol. 3: 13–30.
Velthoven, V. v.; Calliauw, L. (1988): Diagnosis of brain death. Transcranial Doppler sonography as an additional method. Acta Neurochir. 95: 57–60.

Warnock-Report (1988): When Did I Begin? Conception of the Human Individual in History, Philosophy and Science. Cambridge.
Wehner, R.; Gehring, W. (1990): Zoologie. Stuttgart, 22. Auflage.
Weser, U. (1994): Konserviertes Leben – Aktive Enzyme in Mumien. Molekulare Archeologie und die Frage nach dem Tod. Forschung – Mitteilungen der DFG 4: 11–13.
Wetzel, R.C.; Setzer, N.; Stiff, J.L.; Rogers, M.C. (1985): Hemodynamic responses to brain dead organ donors. Anest. Analg. 64: 125–128.
Wiggins, D. (1987): The person as object of science, as subject of experience, and as Locus of Value. In: Peacocke, A.; Gillett, G. (Hg.), Persons and personality. A contemporary inquiry. Oxford, S. 56–74.
Wils, J.-P. (1995): Person und Leib. In: Hoff, J.; in der Schmitten, J. (Hg.), Wann ist der Mensch tot? Organverpflanzung und »Hirntod« Kriterium. Reinbek bei Hamburg, S. 119–152.
Wilson, K.; Gordon, L.; Selby, J.B. (1993): The diagnosis of brain death with Tc-99m-HMPAO. Clin. Nucl. Med. 18: 428–434.
Wissenschaftlicher Beirat der Bundesärztekammer, Kriterien des Hirntods. Entscheidungshilfen zur Feststellung des Hirntods. (a) Dt. Ärztebl. (1982) 79: 45–55; (b) Dt. Ärztebl. (1986) 83: 2940–2946; (c) Dt. Ärztebl. (1991) 88: 4396–4407; (d) Dt. Ärztebl., 9. Mai 1997, Jahrgang 94.
Wissenschaftlicher Beirat der Bundesärztekammer (1993): Der endgültige Ausfall der gesamten Hirnfunktion (»Hirntod«) als sicheres Todeszeichen. DÄB 90: 2177–2179.
Yokota, H.; Nakazawa, S.; Shimura, T.; Kimura, A.; Yamamoto, Y.; Otsuka, T. (1991): Hypothalamic and pituitary function in brain death. Neurol. Med. Chir. (Tokyo) 31: 881–886.
Youngner, S.J.; Bartlett, E.T. (1983): Human death and high technology: The failure of the whole-brain formulations. Ann. Int. Med. 99: 252–258.
Zentrale Ethikkommission – Hirntodkonzept. Dt. Ärztebl. 1997, 94 C-1249.

Wenn Sie weiterlesen möchten ...

Barney G. Glaser / Anselm L. Strauss
Betreuung von Sterbenden
Eine Orientierung für Ärzte, Pflegepersonal, Seelsorger und Angehörige

Die Medizin hat sich – sehr erfolgreich – darauf konzentriert, Leben zu erhalten und zu verlängern. Aber Kompetenz in der Betreuung Sterbender wird weder in der Ausbildung noch im Krankenhausalltag vermittelt. Sie bleibt Sache jedes einzelnen – oft mit verheerenden Folgen für alle Beteiligten. Und dabei sterben bei uns schon über 70 Prozent der Menschen im Krankenhaus.

Glaser und Strauss haben das Verhalten der Menschen untersucht, die an Sterbesituationen im Krankenhaus beteiligt sind. Sie haben Modelle entwickelt, wie Ärzte und Pflegende sich seelisch vorbereiten können auf die schwerste ihrer Aufgaben, darauf, wie sie in der Wechselbeziehung mit Sterbenden nicht mehr von Ratlosigkeit überwältigt werden.

Rolf Jerneizig / Arnold Langenmayr / Ulrich Schubert
Leitfaden zur Trauertherapie und Trauerberatung

Das medizinische Personal wird täglich mit dem Bedürfnis nach professioneller Hilfe konfrontiert, nach Beratung und oft auch nach Trauertherapie, aber es ist in seiner Ausbildung nicht darauf vorbereitet.

Dieser Leitfaden ist eine Einführung in die Arbeit mit Trauernden. Er stellt das Konzept der Essener Trauertherapie vor. Der Schwerpunkt liegt auf der praxisnahen Darstellung erprobter Interventionen, die eigens für die besonderen Bedürfnisse und Probleme Trauernder entwickelt wurden.

Ingrid Genkel /Jens Müller-Kent
Leben werten?
Theologische und philosophische Positionen zur Medizinethik

Gibt es ein Verfügungsrecht über Leben? Wie beantworten Theologen und Philosophen diese Frage? An den Beispielen „Organtransplantation" und „Pränataldiagnostik" lernen Schüler, ihre ethische Position zu entwickeln und argumentativ durchzuhalten.
Die überaus schnellen Entwicklungen auf dem Gebiet der Medizintechnik und Gentechnologie erhöhen und radikalisieren Eingriffsmöglichkeiten in den Lebensprozess. Gibt es dabei Grenzen, die von der Natur gesetzt sind? Muß darauf verzichtet werden, alles Machbare auch zu machen, damit der „Wert des Lebens" und die „Natur des Menschen" geschützt wird?

Christofer Frey
Konfliktfelder des Lebens
Theologische Studien zur Bioethik

Organtransplantation, Hochleistungsmedizin, Gentechnologie, Recht auf Kinder, Homosexualität – dies sind brisante und kontrovers diskutierte Themen der Bioethik. In seinen aktuellen theologischen Studien zeigt Christofer Frey, daß die biblisch-theologische Tradition kritische Potentiale bereitstellt, die für die genannten Konfliktfelder Perspektiven gelingenden Lebens eröffnen können.
Bioethische Konkretionen sollten aber über eine kurzfristige handlungsnormative Orientierung hinausreichen. Deshalb werden sie in einem Grundlegungsteil vernetzt mit Reflexionen auf fundamentale Wirklichkeitsannahmen, an denen sich jede Ethik abarbeiten muß: Wie bestimmt sie Vernunft, Freiheit und Autonomie? Welche Bedeutung mißt sie dem Faktum des Bösen für das ethische Urteil zu? Welcher Begriff des Lebens liegt ihr zu Grunde? Diese Fragestellungen werden in den genannten Konfliktfeldern als Leitlinien ethischer Urteilsbildung eingebracht.

Eckhard Frick
Durch Verwundung heilen
Zur Psychoanalyse des Heilungsarchetyps

Die Medizin, so hochentwickelt sie naturwissenschaftlich ist, bewegt sich in gewissem Sinn noch in ihrer Steinzeit. Heilendes Geborgensein stellt sich für kranke Menschen nur ein, wenn Therapeutinnen und Therapeuten um das immer auch Verwundende ihres Handelns wissen wie auch um ihre eigenen Verwundungen. Gesundung ist dann ein wirkliches Heilen, wenn die wirkliche Verwundung beider Seiten offenbar wird und sich Arzt wie Patient darin erkennen.

Udo Rauchfleisch
Nach bestem Wissen und Gewissen
Die ethische Verantwortung in Psychologie und Psychotherapie

‚Nach bestem Wissen und Gewissen', das mag für die Tätigkeit des Beraters, Psychologen und Therapeuten unumgänglich und selbstverständlich erscheinen. Aber die Praxis ist komplizierter. Dieses Buch zeigt, daß die ethischen Probleme oft subtiler Art sind und sich der Aufmerksamkeit entziehen, wenn der Psychologe sein Augenmerk nicht ausdrücklich auf sie lenkt. Der Autor setzt sich ausführlich mit den ethischen Implikationen der testpsychologischen Diagnostik, der psychotherapeutischen Arbeit und Beratungstätigkeit und der Stellung des Psychologen zwischen Klient und Auftraggeber auseinander.
„Eine Fülle von wertvollen ethischen Gesichtspunkten, die in der gebotetenen Eile des Alltags der psychologischen Praxis oft vergessen bleiben, werden in diesem Buch diskutiert und systematisch aufgeführt. Die hervorragende Schrift sollte zur Pflichtlektüre eines jeden Psychologen und Psychiaters gehören." *Schweizer Archiv für Neurologie, Neurochirurgie und Psychiatrie*

„Verantwortungen werden immer dann zu groß, wenn man sich ihnen entziehen will." Jakob Wassermann

Karin Wilkening
Wir leben endlich
Zum Umgang mit Sterben, Tod und Trauer
Transparent 43. 1997. 121 Seiten mit 7 Abbildungen, kartoniert
ISBN 3-525-01729-4

Waltraut und Kai von Klitzing
Psychische Belastungen in der Krankenpflege
1995. 212 Seiten mit 1 Abbildung, kartoniert. ISBN 3-525-45778-2

Hilde-Dore Abermeth
Ethische Grundfragen in der Krankenpflege
Ein Lehr- und Lernbuch
1989. 176 Seiten mit 17 Abbildungen, kartoniert
ISBN 3-525-62319-4

Regula Freytag /
Michael Witte(Hg.)
Wohin in der Krise?
Orte der Suizidprävention
1997. 233 Seiten mit zahlreichen Abbildungen und Tabellen, kartoniert. ISBN 3-525-45795-2

Ronald Wiegand
Individualität und Verantwortung
Sozialpsychologische Betrachtungen
1997. 212 Seiten, kartoniert
ISBN 3-525-45804-5

Mathias Hirsch
Schuld und Schuldgefühl
Zur Psychoanalyse von Trauma und Introjekt
Sammlung Vandenhoeck. 1997. 341 Seiten mit 5 Abbildungen, Paperback. ISBN 3-525-01435-X

Hannes Friedrich /
Wolfgang Matzow (Hg.)
Dienstbare Medizin
Ärzte betrachten ihr Fach im Nationalsozialismus
Sammlung Vandenhoeck. 1992. 142 Seiten, Paperback
ISBN 3-525-01415-5

V&R
Vandenhoeck & Ruprecht